La Habana bien vale unos Títulos

La Habana bien vale unos Títulos

Una selección de artículos sobre Salud, Medicina y Educación Médica en Cuba

Por:

Dr. Eloy A González

La Habana bien vale unos Títulos.
Segunda edición
© Dr Eloy A Gonzalez

ISBN: 978-1546947929

Reedición por Alexandria Library

Primera Edición: Bublok, España
ISBN: 978-84-9916-276-8

Foto de portada: Universidad de la Habana.
Foto del autor en contraportada: Archivo del Autor.
Diseño de portada y contraportada: Salvador Andrade.

INDICE

Dedicatoria.

Este libro está dedicado a los presos de conciencia que en la actualidad expiran prolongadas e injustas condenas en las cárceles cubanas; son los médicos cubanos:

Dr. Oscar Elías Biscet. *Médico Especialista en Medicina Interna; sentenciado a 25 años de prisión.*

Dr. Marcelo Cano Rodríguez. *Médico General. Coordinador Nacional del Colegio Médico Independiente de Cuba; sentenciado a 18 años de prisión.*

Dr. José Luís García Paneque. *Médico Especialista en Cirugía reconstructiva; condenado 24 años de prisión.*

Dr. Luís Milán Fernández. *Médico General; condenado a 13 años de prisión.*

Dr. Ricardo Enrique Silva Gual. *Médico General; condenado a 10 años de prisión.*

Dr. Alfredo Manuel Pulido López.
Estomatólogo (Dentista); condenado a 14 años de prisión.

Estos profesionales de la Salud se encontraban entre los 75 miembros del Movimiento Independiente pro Democracia en Cuba que fueran arrestados, encausados en juicios sumarios, condenados y encarcelados durante la ola represiva que llevó a cabo el régimen castro comunista en marzo-abril 2003, en lo que se conoce como: La *Primavera Negra de Cuba*. Juzgados en procesos amañados fueron condenados a penas de entre 10 a 25 años de prisión que cumplen en la actualidad.

Llegue a ellos nuestros mejores deseos de una pronta Libertad, y no sólo para ellos sino para todos los cubanos.

Agradecimientos

A mi esposa, la Dra. Nilda C Estévez Rodríguez, quien me ha acompañado por tantos años en esta aventurada jornada; la del amor, la lealtad, la profesión, las ideas y la Fe.

Al Sr. Pablo Rodríguez Carvajal y a la Sra. Mercedes L García quienes propiciaron la inicial motivación para escribir estos artículos. Ejemplos ellos de dedicación y entrega en su permanente pasión por Cuba.

Al Sr. Salvador Andrade, dedicado Editor,- diligente y amable-, que ha tenido a bien diseñar la portada de este libro.

13

Una selección de artículos sobre Salud, Medicina y Educación Médica en Cuba.

La Habana bien vale unos Títulos.

La noticia fue dada a conocer a principios del año 2001: Cuba ofrece becas a estudiantes de los Estados Unidos para estudiar la Carrera de Medicina en Cuba.

Como resultado de la visita a Cuba de la fracción negra del Congreso de los Estados Unidos, el gobierno totalitario de la Isla otorgaría unas 750 becas para los estudiantes de escasos recursos que pertenezcan a las minorías en los Estados Unidos y que deseen estudiar la carrera de Medicina. Los estudios serán cursados en la Escuela Latinoamericana de Ciencias Médicas y al término de estos, los graduados deben cumplir con el requisito de volver a sus comunidades y trabajar ahí con la finalidad de aliviar la falta de médicos que padecen.

El plan contempla un curso inicial de Idioma Español. Por aquellos días una Universidad norteamericana brindó sus facilidades académicas para validar los títulos obtenidos en Cuba para aquellos que concluyeran sus estudios.

A la promoción de esta idea por parte de la Sección de Intereses de Cuba en Washington se sumó el Congresista Ciro D. Rodríguez, representante del 28th. Distrito en el Estado de Texas, quien no escatimó elogios a este proyecto señalando que el mismo permitiría que muchos estudiantes de origen hispano y de escasos recursos, cuenten con una opción que se les niega en este País ante los elevados costos de la carrera. *"Este es un programa que ante todo beneficia a nuestros estudiantes y comunidades"* indicó el Congresista Rodríguez, para agregar el reconocimiento de la Escuela Cubana de Ciencias Médicas como un centro académico de excelencia. La propia oficina del congresista, por aquella fecha, abrió la recepción de solicitudes. [1]

No dudamos de las buenas intenciones del Congresista Rodríguez al promover esta iniciativa. Sabemos de su dedicación en el desempeño de sus funciones, al prestar especial atención a los problemas de la Salud y la Asistencia Médica los cuales afectan a buena parte de la población norteamericana; sobre todo aquellos sectores más desfavorecidos. Sin embargo es necesario considerar e dos aspectos esenciales para abordar este tema.

La formación de médicos extranjeros en Cuba no es nada nuevo. Cuando cursaba los estudios de Pre-Universitario en Cuba, a mediados de la

18

década de los 60's arribó el primer grupo de estudiantes procedentes de la República Democrática del Congo (ex Congo Francés). Digo los primeros porque fue mi primer contacto con estudiantes extranjeros, más tarde supe que estos comenzaron a llegar a Cuba tan temprano como en el 1961.

Estos estudiantes al llegar se les impartieron un curso de Idioma Español, y fueron enviados a los Pre-Universitarios del Plan de Becas, al último curso (Grado 12º.), como forma de nivelarlos con los estudiantes cubanos. Su formación no era muy sólida en comparación con los estudiantes cubanos y los profesores les ayudaron,- por así decirlo -, a ponerse a un nivel aceptable que les permitiera entrar a la Universidad a cursar las carreras que eligieran.

A los estudiantes cubanos se nos dio la siguiente explicación de parte de los dirigentes estudiantiles de base: estos estudiantes provenían de los estratos más pobres de sus países, al término de los estudios ya graduados, regresarían a sus aldeas para servir a los más pobres y de esta forma ayudar a consolidar el Socialismo en sus países de origen.

En realidad la mayoría de aquel grupo eran hijos de funcionarios gubernamentales y algunos que otros *"príncipes"* de no sé qué reinados africanos, - porque así lo hacían saber de inmediato -, devenidos en becarios socialistas. La mayoría pasó a estudiar Medicina. Uno de ellos, al cual conocí desde que llegó y con el cual compartí los años de la carrera, al término de esta lo encontré en los predios del Hospital *"Calixto García" y le dije a modo de pregunta, que "si no estaba contento de regresar a sus País para ayudar a los más menesterosos"; ¿regresar?, me dijo, "voy a establecerme en Francia, allí pienso hacer la Especialidad", agregó.*

Así ocurrió una y otra vez con los becarios procedentes de muchos países, quién sabe donde están ahora; pero la excepción es que estén trabajando entre aquellos más desfavorecidos en sus respectivos países.

Lo que sí es cierto es que se crea un sector profesional proclive a las así llamada Revolución Cubana, que nutre las numerosas Asociaciones de Amistad con Cuba por todo el mundo. En una amarga conversación que tuve con el Secretario del Partido Comunista en el Instituto de Oncología de la capital habanera; le señalaba la dudosa dedicación de estos médicos formados en Cuba a la práctica de la "*generosidad*" y la "*solidaridad*", coherente con la preparación humanística que habían recibido en Cuba. Este me contestó: "*La Revolución siempre gana cuando tiene un profesional solidario con Cuba, donde quiera que este*".

Una tarde soleada y tranquila a orillas del Lago Cocibolca, me señaló un "agregado" de la Embajada de Cuba en Nicaragua: "*para nosotros es más importante tener un buen médico, bien ubicado, que un buen agente*", a lo que le pregunte de inmediato: ¿"*un buen médico cubano?*, y este agregó: "*cubano o no cubano*"......, sobran los comentarios.

Cuando apareció la noticia de la promoción de estas becas por parte del Congresista tejano, entonces vivía en el Estado de Texas y me había vinculado con una organización de profesionales hispanos, su nombre: Organización de Profesionales Hispanos del Metroplex [2]. La intención de esta organización es la de promover el intercambio entre los profesionales y la inserción de los mismos en el mercado laboral local. Allí me encontré con muchos médicos hispanos, sobre todo mexicanos que no tenían trabajo. Me pregunto si no es mejor, antes de enviar a formarse estudiantes hispanos a Cuba, el promover programas de reinserción laboral de estos médicos hispanos ya radicados en los Estados Unidos .Por otra parte nada garantiza que los estudiantes extranjeros que cursan en Cuba las distintas facilidades académicas, incluyendo Medicina, regresaran a sus comunidades en conformidad con la formación humanista y solidaria que se supone reciben en Cuba.

La formación de médicos extranjeros en Cuba, así como las llamadas Misiones Médicas Internacionalistas, se revitalizó en Cuba en el año 1998, tomando como evento propiciatorio los desastres naturales ocurridos en Centroamérica y el Caribe a consecuencia de los huracanes: George y Mitch. No solamente se replanteó y se envió Brigadas Médicas a distintos países centroamericanos, sino que se creó la Escuela Latinoamericana de Ciencias Médicas (ELAM).

En esta Escuela, creada específicamente para que cursen estudios alumnos procedentes de Latinoamérica y el Caribe; tiene como finalidad la formación de Médicos Generales Básicos, orientados hacia la atención primaria de Salud. Serian alumnos procedentes de grupos étnicos desfavorecidos, de familias humildes y de comunidades apartadas cuya formación estaría encaminada a devolverlos a sus pueblos y comunidades de origen, ya graduados.

No resulta extraño que para un país como Cuba que cuenta con Escuelas para la preparación de Médicos en prácticamente todas las provincias; se creara esta Escuela de Medicina "*apartada*" de la población universitaria y de la población en general. Esto no es nada nuevo; recordemos los miles de estudiantes africanos traídos a Cuba, sobre todo para estudiar nivel medio; todos fueron enviados a la Isla de la Juventud. Se trata de un mecanismo encaminado a evitar "*nocivas*" relaciones y "*negativas*" influencias. Se trata de que no vean y no oigan, todo; o vean y oigan solo lo que se quiere que vean y oigan.

Para una sociedad fuertemente politizada, como es la sociedad cubana, hablar de "*ayuda solidaria y desinteresada*" siempre mueve a dudas. Cuando trabaje como médico en Nicaragua entre los años 1987-1988, en selectivas reuniones a la cuales asistí; pude apreciar como a medida que se instrumentalizaba los Acuerdos de Esquipulas se reducía la colaboración médica con el "*hermano pueblo de Nicaragua*". La orientación de la jefatura de la Misión Médica Cubana y de la Embajada cubana, era muy precisa: no hay reemplazo de médicos, el médico que termine la misión no será reemplazado por otro. ¿Cuántos médicos cubanos laboraban en Nicaragua con el gobierno de la Sra. Violeta B de Chamorro? En el año 1988 éramos 328 colaboradores en la Misión Médica Cubana. ¿Cuántos había al asumir la presidencia la Sra. Chamorro? No dispongo de ese dato. Por lo pronto el tema de la colaboración médica será objeto de otro artículo.

Todo lo anterior me lleva a considerar eventos que han ocurrido a raíz de las últimas Sesiones de la Comisión de Derechos Humanos de las Naciones Unidas en Ginebra y de la iniciativa digna del Presidente de Honduras, el Sr. Ricardo Maduro, quien ha promovido una Resolución donde considera el grave deterioro de los Derechos Humanos en Cuba. El tema no es nuevo, pero viniendo de un gobierno *"receptor"* de la ayuda *solidaria y desinteresada* en materia de Salud por parte de la Dictadura castro-comunista, esto lo complica. Como suele ocurrir en las relaciones con esta Tiranía, todo se enturbia, se enloda y se sobrepone al decoro.

En este orden de cosas, le ha salido un nuevo enemigo al régimen canallesco de la Habana. El Presidente de Honduras es objeto de fuertes críticas, mientras se exhibe la colaboración médica cubana con este País, como factura política presta a ser cobrada. Los 700 estudiantes hondureños, sin importarles que estudien en un país bajo 45 años de Dictadura, atacan a su país y a su Presidente recordándole a éste la ayuda que reciben de Cuba, así como la presencia de médicos cubanos en suelo hondureño; otro tanto hacen "*asociaciones de amistad*", grupos de presión, sindicalistas, etc.

Como bien señala un periodista cubano independiente desde la Habana, y cito textualmente: "*sin duda la aparente bondad del régimen de la Isla enmascara, tras el velo de la solidaridad de los pueblos o del internacionalismo proletario, es eso, una apariencia que oculta las verdades intenciones. Estos propósitos no siempre son fáciles de advertir porque suelen llevar intenciones futuras*". [3]

La conducta del Presidente de Honduras, Ricardo Maduro, demuestra fidelidad a principios que son universales como son la defensa y promoción de los Derechos Humanos y contrasta con la abyecta actitud del Presidente de la República del Paraguay, el Sr. Nicanor Duarte, quien en vísperas de la votación en la Comisión de Derechos Humanos de la Naciones Unidas, declaraba: "*tenemos 600 jóvenes paraguayos ,de familias humildes , estudiando Medicina en Cuba, becados; además cada año vienen al país 70 médicos cubanos a trabajar en comunidades pobres del interior; la política exterior depende mucho de la situación domestica"*. Como decía aquel servil locutor de la TV cubana: *"saquen Uds. sus propias conclusiones"*.

Quiero señalar que si hemos utilizado información concerniente al desempeño del congresista Ciro D. Rodríguez, este ha demostrado en su accionar político estar sinceramente comprometido con los temas relativos a la Salud de sectores desprotegidos, lo cual es digno de señalarse. No obstante en su momento nos dirigimos a las oficinas del 28th. Distrito en Texas, solicitando información en los siguientes términos:

"Hace algún tiempo pude conocer de sus esfuerzos en promover el programa de becas de estudiantes norteamericanos para estudiar en Cuba, concretamente en la Escuela Latinoamericana de Ciencias Médicas".

"Teniendo en cuenta que la información de que disponía se remonta a enero del 2001, fecha en que aparentemente comenzó dicho programa. Quisiera dirigirme a Ud. o a sus colaboradores a fin de que me provean la información sobre este programa, el estado actual y si aun los estudiantes

norteamericanos pueden aplicar para el mismo. En particular deseo saber cuáles son los procedimientos actuales que los estudiantes norteamericanos deben seguir para aplicar a este programa de becas".

No hemos recibido respuesta hasta el presente.

Con relación a esto, es bueno señalar, que los mejores esfuerzos de los políticos hispanos en los Estados Unidos debían estar encaminados a lograr programas de reinserción laboral de aquellos inmigrantes con formación médica, ya sea profesional o técnica, los cuales bien pudieran garantizar, -para poner un solo ejemplo-, la atención de las paupérrimas zonas fronterizas del Sur, consideradas como las más pobres de los Estados Unidos.

En otro orden de cosas, seria prometedor ver que aquellos estudiantes extranjeros que viajan a Cuba a estudiar Medicina u otras carreras universitarias, - ocupando plazas que pudieran ser utilizadas por estudiantes cubanos -, cuando se gradúen, regresaran a las comunidades pobres de donde provienen para ayudar a sus habitantes con total entrega y de forma desinteresada. ¿Ha sido así hasta ahora? ¿Qué nos hace pensar que será así en el futuro?

Por último, esperamos que las oficinas de los congresistas norteamericanos generen programas de rescate laboral de los profesionales ya radicados en los Estados Unidos; que los políticos latinoamericanos no se presten a manipulaciones de una supuesta ayuda solidaria de dudosa interpretación dando más atención a propósitos más dignos como son la promoción y defensa de las Derechos Humanos. Estos principios de por si superan en dignidad a la idea de disponer de unos centenares de médicos titulados en la que se ha dado en llamar la Cárcel Grande, nuestra sufrida Patria, para la cual..., ya es hora.

[1] Congressman Rodriguez announces scholarship opportunities for medical studies in Cuba. January 25, 2001. http://www.rodriguez.house.gov/news/index.asp

[2] Metroplex: comprende las ciudades de Dallas, Fort Worth y Mid-Cities.

[3] "Las apariencias engañan" de Oscar Mario González. Grupo Decoro. La Habana, abril 2004

BISCET: EL RECONOCIMIENTO PENDIENTE.

Desde el año 1996 me había vinculado con el Colegio Médico Independiente de Cuba; antes había trabajado de forma directa o indirecta con otras organizaciones de oposición. Entonces estaba desempleado y el régimen a través de los funcionarios del Ministerio de Salud me negaba de forma reiterada el derecho al trabajo.

Por el año 1997 fue para mí una sorpresa el conocer del surgimiento de una nueva organización de Derechos Humanos; *"una más"*..., pensé, que diluiría los esfuerzos que ya venían haciendo otras organizaciones.

Se trataba de la Fundación Lawton de Derechos Humanos, una organización humanitaria dirigida a promover y exigir la defensa de los Derechos Humanos tomando como base el primero de los derechos: **El Derecho a la Vida.**

La Fundación Lawton tenía desde sus inicios signos distintivos que merecen ser mencionados. Fundada por un Médico relativamente joven en pleno ejercicio profesional. Me refiero al **Dr. Oscar Elías Biscet** quien se había graduado en el 1985 como Especialista en Medicina Interna y desempeñaba su trabajo en un conocido Hospital Materno Infantil de la capital cubana.

Ya en el año 1994 las autoridades represivas del régimen le habían abierto un expediente de peligrosidad. Su resuelta actitud y liderazgo demuestra desde el principio de las labores de esta organización que el Dr. Biscet es un líder valiente y de sólidas convicciones.

En muy poco tiempo el Dr. Biscet da a conocer un documento titulado: *"Una actitud que nos concierne a todos"*; donde alerta acerca del problema del aborto en Cuba y solicita apoyo sobre todo a sus colegas. Con palabras directas señala: *"En tus manos está el poder detener este magnicidio hecho legal, usted puede decir no y con su apoyo hacer cambiar este proceder erróneo en nuestra sociedad"*. El documento fue distribuido a los médicos presentes en el Hospital según consta en el mismo texto que aparece en Internet.

A la altura de estos eventos el Dr. Biscet y sus colaboradores habían conducido con habilidad y profesionalismo un estudio investigativo entre los años 1997-1998 acerca del empleo del Rivanol como método abortivo, titulado: *"Rivanol; Un método para destruir la vida"*; estudio que se le hizo llegar a las autoridades sanitarias cubanas y a la

Convención de los Derechos Humanos del Niño en Ginebra, Suiza.

Sin un momento de pausa en sus nobles propósitos y con una entereza sin límites; el 24 de febrero de 1998 da a conocer en el Hospital donde laboraba un texto a modo de discurso solicitando la atención de sus colegas sobre el respeto al derecho a la Vida. Así como otro texto escrito en los mismos términos y en la misma fecha titulado: *"En defensa de la Vida".*

La respuesta de las autoridades no se hizo esperar y en la misma fecha en que se produjeron los hechos, mediante resolución laboral fue expulsado del Hospital, situación que dio a conocer de inmediato en un documento de denuncia con fecha 25 de febrero del mismo año.

En los primeros meses de aquel año del 1998, reflexionaba sobre estos hechos y podía afirmar que estábamos en presencia de un hombre que era y es parte del *"poco número de los infatigables";* Y sin decaer mi entusiasmo, -que razones había para eso-, presenté al Colegio Médico Independiente de Cuba la proposición de reconocer al Dr. Oscar Elías Biscet, nombrándolo Miembro de Honor de nuestra organización médica.

Por aquel entonces mis funciones eran como Asesor Nacional y tenía a mí cuidado elaborar las Bases y Estatutos del Colegio Médico Independiente; pero no me tocaba tomar esa decisión u otra decisión. Había una estructura formada por un Presidente, Vicepresidente, Secretario de Relaciones y hasta un traidor agazapado esperando su oportunidad.

La respuesta fue perturbadora: *"El Dr. Biscet no se atempera a los propósitos y lucha de nuestra organización, no le ha interesado esta, actúa por su cuenta y riesgos y no es una persona confiable".*

Nuevamente en la historia, en esa que escribimos en la cotidianidad, se nos mostraba la forma funesta de enlodar la virtud, desdeñar el hacer justicia y pisotear el honor. Con que facilidad nos movemos enseguida entre la intriga y el miedo, nada más oprobioso. De esta forma y adoptando tales actitudes contribuimos e impedimos que las fuerzas de la lucha se combinen o se produzca una convergencia de propósitos.

Con su expulsión del Sistema Nacional de Salud del Dr. Biscet, se completa las medidas administrativas-represivas al ser desalojado de su hogar junto a su familia. Su esposa fue despojada del derecho al trabajo sumergiendo a la familia en un estado de indefensión económica y social.

La Fundación Lawton de Derechos Humanos, liderada por el Dr. Biscet exige públicamente justicia para los presos políticos y a favor del derecho a la Vida de los niños cubanos; pide de igual forma un comportamiento justo de los tribunales cubanos y libertad de religión y de expresión. La organización de talleres de adiestramiento en desobediencia civil resulta novedosa y útil.

Con el lema: *"Desatando las ligaduras de la impiedad"* un grupo de opositores entre los cuales se destaca el Dr. Biscet convocan a partir del 21 de mayo del 1998 a un ayuno para reclamar el cumplimiento de los Derechos Humanos y la libertad de los presos políticos en Cuba. Esta convocatoria pone especial énfasis en las palabras del profeta Isaías 58:6-7.

El ayuno de Tamarindo 34, como llegó a conocerse, sacó de la apatía a buena parte de la oposición pacífica en Cuba, dando un ejemplo de incalificable entrega a la causa de la defensa de los Derechos Humanos en nuestra Patria.

Al concluir el ayuno, 40 días después de comenzado, el Dr. Biscet declaraba su opción por la no-violencia al afirmar que había adquirido la capacidad de amar a sus enemigos, sustituyendo la violencia, la ira, la venganza y el odio; por la justicia y el perdón. Con proverbial cita concluye: *"Mas la senda de los justos es como la luz de la aurora, que va en aumento hasta que el día es perfecto"* (Proverbios 4: 18). Y a renglón seguido señala: *"Y esa perfección en libertad emana de Dios".*

Después de protagonizar el ayuno el Dr. Biscet fue objeto de 26 detenciones arbitrarias en un periodo de 18 meses y sujeto a innumerables tratos crueles, inhumanos y degradantes.

Frente a tan ejemplar trayectoria de este médico a favor de los derechos de todos los cubanos, de nuevo propuse nombrar al Dr. Biscet como Presidente de Honor del Colegio Médico Independiente de Cuba y la respuesta fue la misma; añadiéndose a los anteriores argumentos el calificativo que degradaba su noble conducta y que más tarde emplearían las propias autoridades para descalificarlo.

"En la verdad hay que entrar con la camisa al codo" y eso he hecho al referirme a este reconocimiento del Dr. Biscet, aun pendiente, No me he diluido en dimes y diretes de ocasión, ni he

puesto tesón en desacreditar, ni transitar los innobles caminos de la contienda estéril. Queda para el futuro que un día, -esperemos no muy lejano-, los médicos cubanos nos reunamos para reconocer el carácter entero de este hombre.

Sumergido en la oscuridad de su celda, comenzaba a transitar la nueva senda de los justos; la del sacrificio de la libertad individual, hasta que el día sea perfecto y se produzca, ¿por qué no?, el reconocimiento aplazado.

¿Dónde está Cuba, según la Sociedad Internacional para la Salud y los Derechos Humanos?

En mi búsqueda constante de información sobre los temas de Salud y Derechos Humanos en Cuba, encontré la información relativa a la organización así denominada: **Sociedad Internacional para la Salud y los Derechos Humanos (ISHHR**, por sus siglas en inglés) radicada en Oslo, Noruega. Esta organización se estableció en el 1993 y surgió de una informal pero comprometida red de profesionales médicos que se habían estado reuniendo y compartiendo sus conocimientos y experiencias a lo largo de unos diez años (1).

Como propósitos de sus trabajos en materia de Salud y Derechos Humanos, la ISHHR, *"contribuye a la promoción y a la mejora de la ayuda a personas que han experimentado violaciones de sus derechos humanos, y contribuye a la erradicación de tales violaciones"*. Particulariza sus propósitos siguiendo los siguientes enunciados (2):

· *fomentar el conocimiento y el intercambio de información acerca de métodos de tratamiento y el cuidado* médico y psicológico de las personas que han experimentado grandes violaciones de derechos humanos, tanto como a sus familias y a sus hijos;

· hacer compaña a favor del reconocimiento por el público y por la profesión de las consecuencias de las grandes violaciones de los derechos humanos para la salud pública y para la sociedad;

· Alentar la investigación y el desarrollo de criterios dentro del campo del cuidado, el diagnóstico, y el tratamiento con la mira de mejorar la calidad de ayuda dada;

· Mejorar la accesibilidad del cuidado y bienestar médico y sicológicos para las personas que han experimentado grandes violaciones de derechos humanos, para sus familias y sus hijos;

· Mejorar la cooperación entre los centros, los institutos y los profesionales médicos involucrados *en el cuidado de las personas que han experimentado grandes violaciones de derechos humanos;*

· Atenerse a los existentes instrumentos legales internacionales que tienen que ver con la salud y los derechos humanos y alentar su implementación y su mejora;

· Apoyar a los colegas que están involucrados en el cuidado de las personas que han experimentado grandes violaciones de derechos humanos, a los que trabajaron dentro de circunstancias aisladas, difíciles o peligrosas y especialmente a aquellos que se ven obstruidos en su trabajo o son perseguidos por causa de sus actividades; tanto como cualquier cosa que se relacione con lo susodicho, sea directa o indirectamente, o cualquier cosa que pueda fomentar todo lo susodicho, siempre en su sentido más amplio

Entusiasmado con tan nobles pronunciamientos y teniendo en mente la aguda situación de los

Derechos Humanos en Cuba, busqué la información sobre este aspecto, considerando que completaría la ya existente proporcionada por otros organismos internacionales. En la página Web de la ISHHR, la base de datos relativos a Salud y Derechos Humanos (3), no tiene información alguna sobre Cuba; tampoco en los informes y documentación que aparece en el acápite de informes regionales (4).

Revisando los reportes y artículos por regiones de la ISHHR encuentro que en Latinoamérica la atención de esta organización se centra en los aspectos relativos a la *"tortura, impunidad y otras violaciones a los derechos humanos"* en países como: Argentina, Bolivia Brasil, Colombia, Guatemala, México, Uruguay y Venezuela. ¿Y Cuba? Se agregan informes sobre Salud Mental en: Brasil, Guatemala y Perú; hasta un informe,- el tercero-, sobre la salud mental de Augusto Pinochet.

¿Dónde ha quedado para ISHHR, los reportes sobre torturas sicológicas de que han sido y son objetos los presos políticos cubanos? ¿Dónde está algún informe sobre el empleo de la Psiquiatría,- por parte de la Dictadura Castro-comunista-, con fines políticos? De estos y otros muchos temas relativos a Cuba, sobre Salud y Derechos Humanos, pueden muy bien tomar notas la ISHHR.

Como pueden ver, el entusiasmo fue sustituido por la sorpresa. Tal vez los miembros de este distinguida organización no tienen a mano las informaciones que sobre violaciones a los Derechos Humanos proporcionan otras instituciones y organizaciones como: Comisión de derechos Humanos de las Naciones Unidas, Hunan Light Catch, Amnistía Internacional, Comisión Interamericana de Derechos Humanos, Physicians for the Human Rights, la SIP, Reporteros sin fronteras,- entre otras-, de una larga lista que es posible mencionar.

Me di a la tarea durante algún tiempo, -el necesario-, y proveyéndome de una buena dosis de ingenuidad; de enviar todo material reciente sobre violaciones a los Derechos Humanos en Cuba a la ISHHR .Sobre todo considerando la dramática situación de los colegas médicos detenidos y condenados a prolongadas e injustas condenas a extinguir en cárceles cubanas en los últimos años.

Una información sobre Salud y Derechos Humanos, que me fue enviada desde Cuba (5), la hice llegar a la ISHHR de forma puntual; teniendo en cuenta que contenía los criterios sobre los incumplimientos de *"las reglas mínimas y el conjunto de principios adoptados por las Naciones Unidas para el tratamiento de los reclusos en centros penitenciarios cubanos".* No creí que todo esto sería atendido por la ISHHR.

Es por eso que, con fecha 18 de noviembre del 2004, me dirigí por carta a la ISHHR en los términos siguientes:

"He revisado con mucho interés la página que Uds. como Institución muestran en la Red; pero me ha sorprendido en sobremanera que en la sección de búsqueda por regiones NO aparece Cuba, y sí las principales regiones y los países en orden alfabético desde Afganistán hasta Zimbabue.

Pienso que se trata sin duda de una omisión involuntaria o tal vez su organización no tiene noticias sobre las violaciones sistemáticas de los Derechos Humanos en Cuba.

Es por eso que me dirijo a Ud. con la expresa intención de conocer las razones de la ausencia de información sobre Cuba y/o el manejo de la información de la ISHHR, sobre mi país en materia de Salud y Derechos Humanos".

No he recibido una respuesta a mi carta. No obstante también había enviado (vía E-mail) una copia de la misma a cada una de las personas que constituyen el secretariado y el consejo de la ISHHR. Me ha llegado una respuesta por E-mail, de un miembro del consejo en estos términos:

Estimado Colega:

En mi calidad de Consejera del ISHHR he leído con mucha atención su carta. Por tal motivo desearía que usted nos enviara información documentada de los hechos que usted denuncia. Desgraciadamente, no tenemos antecedentes fidedignos con respaldo científico de los crímenes de lesa humanidad que usted nos comunica, y en nuestra institución, al parecer no hay contacto directo con una Organización de Derechos Humanos y Salud Mental con Cuba.
Atentamente,
Dra. Paz Roja B.

Siempre he considerado que existe una intención velada de omitir las violaciones a los Derechos Humanos que se cometen en Cuba.

Organismos, instituciones y personas a título personal, desoyen el clamor de los cubanos que de buena fe esperan un gesto de Solidaridad, al menos, dando a conocer y denunciando las violaciones a sus derechos que ya se prolongan por 45 años.

Argumentar que no se tiene suficiente información es mostrar una ignorancia rampante, considerando la abundancia de informes sobre las violaciones a los Derechos Humanos en Cuba; que han sido elaborados por organismos internacionales de todo crédito.

De igual forma, se ignoran los informes, reportajes y testimonios de personas dentro de la Isla que son objetos de violaciones a sus derechos o son testigos excepcionales de cuanto acontece dentro de Cuba. Léase los reportes de las organizaciones de DDHH, que existen dentro de Cuba, así como los diarios reportajes de los periodistas independientes; de esta forma se pude tener una idea consistente de tales violaciones a los DDHH en Cuba.

Contactar con las organizaciones civilistas dentro de la Isla tal vez provea de una fuente confiable para considerar tópicos tan precisos como la Salud y los Derechos Humanos.

Cuando veo las terribles estadísticas de nuestra tragedia colectiva, me pregunto; ¿Qué respaldo científico se requiere para argumentar sobre el drama de un pueblo que ha sufrido y sufre una cruel Dictadura por casi medio siglo? ¡Una Dictadura que ha enlutado a miles de familias cubanas y lanzado al Exilio a buena parte de su población! ¿Cuándo y cómo podemos definir el término de "*crímenes de lesa humanidad*"? Nuestras víctimas no pueden esperar por definiciones semánticas.

Esperemos un mejor hacer de organizaciones que, como la ISHHR, promueven la defensa de los Derechos Humanos y el cuidado de las víctimas de las violaciones de esos Derechos. Labor que sin duda se hace meritoria.

Nos proponemos hacer llegar a esta organización toda la información sobre Salud y Derechos Humanos en Cuba; que se ha producido o se produzca, en un futuro dentro o fuera de la Isla. Así, -esperanzados-, esperamos ver un gesto solidario que alcance también a los cubanos.

Confiamos en las buenas intenciones de esta u otras organizaciones. Esperamos, -y proponemos-, trabajar de forma mancomunada en la unidad de propósitos e intereses, para ayudar a los afligidos y menesterosos,

---

1 http://www.ishhr.org/about/history.php (traducción)
2 http://www.ishhr.org/about/statutes.php (Traducción)
3 Health and Human Rights Info. http://www.hhri.org/
4 http://www.ishhr.org/regions/
5 "Cuba: Salud y Derechos Humanos". Dr. Darsi Ferrer. Asesor de Salud. Ciudad de la Habana, Cuba.

Cuba: donde los Derechos Humanos no gozan de buena Salud.

Había pasado el primer interrogatorio después de mi arresto aquel aciago día del 24 de abril de 1992. Superadas las tensiones de la detención y de un prolongado intercambio con mis interrogadores que se prolongó hasta horas de la madrugada; me hicieron regresar a otra oficina en la mañana siguiente para que mis carceleros continuaran sus indagaciones.

Tenía ante mí a una señora de fuertes rasgos caucasianos de unos 60 años de edad. Hacía preguntas sin dar pausas apenas para contestar, sobre los móviles de mi detención y el Sistema Nacional de Salud, del cual ambos aunque en posiciones muy distantes, formábamos parte.

Entonces, – ¿*Ud. considera que en Cuba no se respetan los Derechos Humanos?*; preguntó, esperando la respuesta detrás de su penetrante y enigmática mirada.

–*En ninguno de sus 30 artículos*, agregué.

–*Me sorprende que un médico formado por la Revolución hable así*, señaló de inmediato.

–En Cuba los Derechos Humanos no gozan de buena salud, agregué en tono irónico lo cual le molestó en sobremanera.

Allí no terminó el interrogatorio, este se prolongó por tres horas; pero el tono de su voz cambió con esa última observación que le había hecho. El tema de la Salud y los Derechos Humanos resulta tan apasionante como controversial; se refiere a temas muy diversos y eventos diferentes y aun resulta muy difícil llegar a una formulación general de conceptos y valores. Así pues conceptos tan amplios como los de la Salud y el Derecho, se ven fuertemente relacionados con otros como son: la ética, la jurisprudencia, la ideología e incluso la religión. Para los que vivimos bajo una férrea Tiranía; Salud y Derechos Humanos van aparejados con conceptos y definiciones de fuerte acento ideológico y político.

Consideremos con claridad que es política de un Estado Totalitario la ausencia de derechos. Es práctica de un Estado Totalitario-policial la violación de los Derechos y el abandono de la Ética, como lo es el irrespeto por el individuo. La falta de voluntad en el fomento y aplicación de las leyes que protegen al individuo, –sobre todo ante el Estado –, es su signo distintivo.

Veamos solo dos ejemplos recientes; uno es tomado del último informe de la organización Human Right Watch, el otro de Amnistía Internacional:

"Los presos viven generalmente en condiciones abusivas, con frecuencia, hacinados en celdas. Los presos suelen perder peso durante el encarcelamiento, y algunos reciben una atención médica inadecuada. Algunos también son víctimas del abuso físico y sexual, habitualmente a manos de otros reclusos con la tolerancia de los guardias. En octubre de 2004, se informó de que el activista de derechos humanos Luís Enrique Ferrer García fue desnudado y golpeado por funcionarios de la policía y de prisiones en la Prisión Juvenil de Santa Clara. El mes siguiente, el disidente Juan Carlos Herrera Acosta fue golpeado repetidamente hasta perder el conocimiento por presos que le llamaron *"traidor, gusano, cobarde"*. Otros disidentes encarcelados informaron de que habían recibido amenazas de muerte y sufrido otras formas de acoso". [1]

---

[1] Human Rights Watch. Informe Annual 2004. en: http://www.hrw.org/spanish/inf_anual/2005/cuba.ht ml#cuba

"En marzo del 2003, en el plazo de unos pocos días, las autoridades cubanas detuvieron a 75 hombres y mujeres disidentes que fueron objeto de juicios sumarios y condenados a penas prolongadas de prisión de hasta 28 años. Entre los detenidos había 6 médicos. Estas detenciones representan el ataque más coordinado llevado a cabo contra la disidencia política desde los años sesenta. Amnistía Internacional ha solicitado la puesta en libertad incondicional de los seis médicos. "La organización considera a estas seis personas presos de conciencia procesados por el ejercicio legítimo de sus opiniones políticas". [2]

Observemos los dos ejemplos, en el primer caso una organización de reconocida competencia toma nota una vez más de los abusos a los derechos de los detenidos por razones política en Cuba. Uno de los propósitos de los carceleros es destruir la Salud de los reos de conciencia; esto forma parte del desempeño del Sistema Penitenciario en Cuba con la expresa finalidad de doblegar la voluntad de

---

[2] *Cuba: ¿"Medidas Esenciales"? Los derechos humanos en peligro en nombre de la seguridad* (AMR 25/017/2003/s, 3 de junio de 2003). Véase: http://web.amnesty.org/library/index/eslAMR250172 003?Open&of=esl-cub

estos. Se atentó contra sus derechos y se atenta contra su Salud.

En otro orden de cosas, la información de Amnistía Internacional es descriptiva pero aleccionadora. Después de una ola represiva 6 médicos son enviados a la cárcel a cumplir prolongadas condenas por ejercer el legítimo derecho a opinar. De esta forma Cuba parece convertirse en el lugar con mayor población penal de médicos prisioneros de conciencia. La Salud es así desdeñada cuando a los profesionales de la salud se les impide opinar.

En mi reciente artículo sobre la Sociedad Internacional para la Salud y los Derechos Humanos (ISHHR)[3], traté de introducir el tema de la Salud y los Derechos Humanos, con lo cual esperaba una aproximación al problema; sobre todo con relación al tratamiento que recibe la información de DDHH en Cuba en aquellos organismos internacionales. Tal vez creímos que era menester buscar la respuesta siempre pronta, a veces demasiado pronta a un problema que nos

---

[3] Dr. Eloy A González:"Donde esta Cuba para la ISHHR? En la página Web: http://www.diarionoticubainternacional.com/eloy/portada2.php?id=17

atañe a los cubanos y para el cual muchos muestran una actitud que llega incluso al desdén.

Casi sucumbimos a la tentación de la polémica. La polémica siempre es amarga y lleva en si los gérmenes de la contienda estéril y la vanagloria. Es bueno cuando analizamos un problema relacionado con Cuba dejar a un lado esa tendencia a la vehemencia pasajera y el querer alzar la voz con tonos redichos que solo denotan incapacidad e improvisación. El análisis desapasionado no es atributo de gente llevadiza.

Con frecuencia vemos, que en el tratamiento del tema de la Salud en Cuba se establece de ambos lados una guerra de argumentos, de dudosa interpretación, donde se hace un uso desproporcionado y poco auténtico de estadísticas y conceptos que rayan más en lo anecdótico que en sólidos argumentos de análisis. No hay instrumentos valederos para establecer comparaciones, si no que se transita por una improvisación matizada por la más turbia politiquería.

Se trata de criticar y ahí se detiene todo. Me parece indispensable que dejemos a un lado ese poder de distorsión que nos ha mantenido aletargados. Existe una colectividad médica con sólida formación científica tanto en Cuba como en el Exilio; y es menester que esta comunidad médica se consolide en una comunidad de valores dejando a un lado camarillas partidistas y personales y superando las competencias de mando tan inútiles como pasajeras. Si vivimos en Libertad, usemos ésta para consolidar el pensamiento que nos hace merecedores de la categoría de hombres libres.

El sistema de Salud en Cuba es disfuncional en tanto que una Tiranía entronizada desde hace 46 años corrompe el hacer tanto como el ser social. Cuba tiene un cuerpo social enfermo; buena parte de esa enfermedad está en esa dictadura prolongada, demasiado prolongada, que agobia a la Nación. De tal manera que la Salud concebida de forma integral como el bienestar físico, psíquico y social esta imposibilitada de desempeñarse en Cuba en tanto la dictadura permanezca. Esto no podemos eludirlo, con independencia de que, en la realidad, a muy poca distancia de donde se vive hay siempre un médico en un consultorio ó que las estadísticas nos abrumen con datos optimistas; terriblemente manipulados y repetidos hasta el cansancio.

Debemos de sustraernos a la idea, de que abordar los temas de Salud en Cuba, pasa por la necesaria relación de miserias que todos conocemos. No es la crítica a la organización del sistema de salud, el desajustado sistema de producción y distribución de medicamentos y la formación de médicos y personal paramédico; lo que debe de preocuparnos como para estar en la tribuna ocasional esgrimiendo críticas y mostrando amarguras.

Al considerar el tema de la Salud y los Derechos Humanos, nos proponemos analizar estos dos conceptos con la amplitud requerida y atemperado a la realidad de Cuba. La concepción de la Salud y los Derechos Humanos visto desde la perspectiva inicial del derecho fundamental a la Vida.

Es indispensable conceptualizar Salud y Derechos Humanos; solo así estamos preparados para relacionar estos con los temas relativos a la ética de estos derechos y a la *"salud"* de los mismos. Debemos constituirnos en un ámbito permanente de discusión, análisis, investigación y difusión de la problemática de la Salud y los DDHH en Cuba. Aun así nos proponemos adentramos en la polémica constructiva cuando tratemos de llegar a conceptos y definiciones, o cuando nos veamos alejados de llegar a acuerdos en los planteamientos generales.

Debemos tratar todos los temas que conciernen a la Salud y los DDHH, comenzando con una valoración del sustrato histórico de estos, su fundamentación teórica, análisis y esfuerzo ordenado; que nos permiten irnos enseñando. Sin apresurarnos en adoptar una posición autoritaria en los argumentos que pueden usarse al definir Derechos Humanos y Derechos de Salud y la interrelación válida entre ellos.

En Cuba como en cualquier otro lugar es imposible un cuidado eficaz de la Salud si se prescinde de la vigencia y cuidado en los Derechos Humanos, tanto los políticos como los sociales. De nada vale asegurar un nivel de asistencia adecuada en Salud si el individuo va a dar a la cárcel por exponer sus puntos de vista, y ya allí, se le niega la asistencia médica. De que vale vacunar a un niño gratis si el Padre es juzgado y condenado por expresarse libremente.

Una sociedad debe garantizar la plena libertad, el respeto a la dignidad y el desempeño creativo del hombre sin limitaciones a sus Derechos; solo de esta forma está preparada para garantizar a todos: un cuidado de Salud que provea el necesario bienestar físico psíquico y social; este último tan difícil de alcanzar en una Dictadura prolongada. Algo que los cubanos conocemos muy bien.

Armas de penetración masiva.

Ser seleccionado en Cuba para cumplir una *"honrosa Misión Internacionalista"* conlleva una ruptura de valores, consideraciones personales y familiares y la sola decisión violenta el tiempo y el espacio. No existe la menor duda que aún está por analizarse, las profundas huellas dejadas en la Sociedad Cubana cuando cientos de miles de cubanos han sido y son enviados a trabajar a sitios tan distantes como Siberia, Namibia o el Paraguay.

De esta masiva experiencia sólo queda en lo personal: detritus de historias inacabadas, excrecencias de la memoria confundidas por los razonamientos y los recuerdos mezquinos, y sobre todo, un acontecer ya pretérito que todos tratan de borrar de sus mentes. Nunca he entendido como una experiencia tan rica que alcanza a tantos, e insertada en espectros tan amplios en el orden geográfico y social, no es motivo de atención por los propios protagonistas.

Los cubanos que alcanzaron a participar en los eventos *"internacionalistas'* tienen una especial tendencia a olvidarlo todo; sufren de una amnesia lacunar colectiva de la cual no pueden sustraerse. Es una conclusión colectiva: *"la misión fue, - o es -, una pesadilla, igual de colectiva, y lo mejor es olvidar".*

No lo creo así. Hay experiencias que todos quieren soslayar pero muchas tiene un valor anecdótico que no se pueden cuestionar y sirven de asidero a nuestra memoria para, entre otras cosas, poder escribir, siempre que sea posible, con apego a la verdad. Y así hago.

Contemos la historia, algo sórdido pero historia al fin.

Enviado a trabajar a la República de Nicaragua como Médico Internacionalista, creí conveniente insertarme en la sociedad nicaragüense toda vez que allí estaría viviendo y trabajando durante dos años; también debido a mi interés por este país que se había despertado desde que fui seleccionado por el Ministerio de Salud Pública (¿?) para que fuera a prestar mis servicios como Especialista de Medicina Interna (¿?).

Para comprender un país lo mejor es relacionarse de inmediato con sus nacionales, pero esta lógica no funcionó. Al llegar a la Brigada Médica que nos fue asignada el Jefe de Brigada , un oscuro personajillo lleno de complejos y el Secretario del Partido (PCC), un cínico y libidinoso ambulanciero; se reunieron de inmediato conmigo para *"leerme la cartilla"* y entre otras cosas se me informó que las relaciones, fuera de las que se establecían durante y en relación al trabajo, respondían a un turbio reglamento no escrito donde quedaban excluidos los extranjeros (personas de otras nacionalidades radicadas en Nicaragua).Con relación a los Nicaragüenses; toda relación amistosa, visita a las casas de los mismos , a sus centros de trabajo o de recreación; debía de ser informada con antelación y estaba sujeto a aprobación o no por parte de la Jefatura de la Brigada, de la Misión Médica Cubana en el país , o incluso de la Embajada Cubana. Esta tortuosa agresión a la individualidad tenía explicaciones porque se asumía que estábamos en un país en guerra y que corríamos peligro de ser objetos de atentados. Aquello no se lo creía nadie, pero lo mejor estaba por venir.

Días después, cuando se sumaron otros cooperantes a la Brigada Médica, se convocó una reunión. Ya me parecía algo raro que a pesar del círculo cerrado que eran estas Brigadas, la información que se manejaba allí y lo que era visible: como armas, uniformes, parque militar y documentos; en aquel escenario deambulaban alguna jóvenes y otras no muy jóvenes nacionales, que a ratos y respondiendo a una órdenes dadas mediante miradas; se perdían en la privacidad de las habitaciones individuales. Y se dio la información sin reservas ni medias tintas: estaba debidamente autorizado las relaciones con las nacionales (léase nicaragüenses) incluso podían compartir todas las facilidades de las brigadas, pero eso sí, cuando el número de *"relaciones"* superaban el número 4 y se hacía evidente que la relación afectiva se consolidaba, el cooperante debía llenar el modelo. ¡¿Llenar el modelo?!

En efecto cuando se establecían relaciones afectivas, lo que pudiéramos llamar *"soxuales"* (sociales –sexuales), el Jefe de Brigada echaba mano a un grupo de planillas o formas como se les dice por estas partes y en todo solemne se la hacía llegar al cooperante cubano. La planilla era un modelo impreso en una hoja *"de las largas"* en Dito, tinta azul. En su primera página el cooperante debía poner todos los datos de la compañera nicaragüense que compartía su afecto así como la de sus familiares. Era tal la abundancia de datos que incluía las señas personales de sus parientes. Al dorso de la hoja, el cooperante se encontraba un primer aspecto donde debía de poner sus opiniones sobre las familias y sus miembros, en relación a sus hábitos y preferencias políticas; un segundo aspecto dejaba un margen de opinión de lo que el cooperante consideraba de *"utilidad"* futura en esta familia. La planilla se hacía llegar al agente de la Dirección General de Inteligencia cubana (DGI), que radicaba en Managua, Nicaragua y atendía la Brigada; un sujeto rastrero y miserable por excelencia.

Obra mezquina, cínica y sucia de la Dirección General de Inteligencia para ser aplicadas en un país extranjero como forma de obtener información utilizando el sexo, o mejor el Himeneo, de una masa de cooperantes hombres a los cuales hay que utilizar de alguna manera; aún en su intimidad. Qué golpe bajo, cuanta ruindad en esto que obligaba a los médicos, enfermeros, y todo el personal a prostituir su relación y que en no pocas ocasiones produjo consecuencias aberrantes y desgarramientos. Había descubierto la utilización de **las armas de penetración masiva**, en el exacto sentido de las palabras.

El pueblo nicaragüense, su parte más pobre y desprotegido, es un pueblo noble y de actitud amable para con los extranjeros. Tenían una especial preferencia en el trato con los cubanos, pero los dirigentes comunistas cubanos a todos los niveles, pisotearon a este pueblo con la complicidad de los dirigentes Sandino-comunistas, quienes poco le importaban la Soberanía y su integridad moral. Tratando de extrapolar un patrón machista y promiscuó, los agentes cubanos de la DGI en Nicaragua, no tuvieron el más mínimo recato de utilizar a los cooperantes en este innoble y canallesco episodio por el cual debimos y aún debemos pedir perdón.

Las relaciones sinceras que se establecían ,muchas veces eran tratadas por estos *"jefecillos y agentes vela- portañuelas"* , de forma cruel; pisoteando los sentimiento más puros de algunas parejas, y produciendo no pocos problemas cuando, al margen de la sucia planilla , crecía un amor genuino que era rápidamente desarraigado por la nefastas interpretaciones socio-políticas, que siempre pasaban por criterios maniqueístas y disparatados; solo producidos en nuestra tierra con más 40 años de perversión del pensamiento. Criterios de difícil interpretación para aquellas jóvenes nicaragüenses que solo entendían de amar y ser amadas.

Al escribir este artículo, he dejado a un lado un sinnúmero de anécdotas que por crueles nos haría palidecer; mientras que otras nos arrancarían la hilaridad. Casos hubo en que se torció el Amor, mientras que en otros primó las actitudes deshonestas que dieron paso a una suerte de prostitución masculina que producía una relación vacía, que solo buscaba garantizar la pacotilla de unos empobrecidos internacionalistas cubanos; que solo recibían como salario unos 2,5 dólares mensuales como promedio.

Tal vez nos acerquemos más a la virtud desoyendo la conciencia y limitándonos a decir la historia sin remordimientos ni temores. Contar algo produce un acercamiento a lo humano, a lo que en realidad valió la pena vivir.

Al terminar este artículo quiero dejar a un lado las sucias y viles maquinaciones de los servicios de inteligencia del Castro-comunismo para recordar las cosas más positivas de aquel pueblo nicaragüense que encontré inmerso en una guerra fratricida, transitando el camino de la desesperanza y aguijoneados por la pobreza y la desesperación; pero que nunca olvidaron,-sobre todos los niños, de regalarme una sonrisa. Nada me pidieron a cambio.

Galenos y Rambos

El 24 de abril de 1987 arribé a Nicaragua formando parte de un grupo de médicos y enfermeros para trabajar durante dos años como internacionalistas. Éramos unos 20 en total e inmediatamente nos trasladaron a la muy conocida *Villa Nejapa*, otrora Mega- Posada enclavada en la Carretera vieja a León, ahora devenida en albergue colectivo para el personal de la Misión Médica Cubana localizado en la capital.

La así llamada Revolución Sandinista había dado al traste con la Dictadura Somocista en julio de 1979 y lejos de promover un proyecto social viable que aglutinara a toda la sociedad nicaragüense y proveyera la necesaria justicia social para aquel país, apostaron por destruirlo, echándole mano a las conocidas recetas incendiarias y el discurso demencial de su inspirador caribeño.

Pero llegué allí, como suele llegar alguien ávido de servir al prójimo. Contaba con una adecuada preparación profesional y creyéndome que solo con el buen hacer y la nobleza de intenciones bastaba. Estaría durante dos años trabajando como

Especialista de Medicina Interna, aun cuando mi formación era como Especialista en Oncología.

Al día siguiente nos reunieron en un estrecho local donde aparecía colgado de la pared un mapa de grandes dimensiones del país. Un funcionario de la Embajada Cubana comenzó su charla. Aquel arrogante lejos de explicarnos las condiciones Higiénico-Epidemiológicas y las características del trabajo que íbamos a desarrollar, hizo un pormenorizado análisis de la situación política de Nicaragua bajo la férula sandinista para pasar de inmediato a explicar la situación militar de un conflicto, que los expertos por aquel entonces llamaban de *"baja intensidad"*. En realidad, allí se estaba librando una Guerra Civil de *"baja intensidad"*; pero que desgastaba a ambas partes en el conflicto y al país en su conjunto.

Dos días estuvimos limpiando los cuartos sucios de aquella Villa-Posada, situada en medio del campo y teniendo como proximidad un campo de pelota (Basseball) y un Cementerio. Nadie decía nada, pero aun faltaba lo mejor.

Al cuarto día el Jefe de Brigada nos ordenaba que nos alistásemos para recibir el módulo militar. ¿Módulo militar? , ¡Eso si era una sorpresa! Fuimos llevados en un Ómnibus tipo *"aspirina'* hasta una

Unidad Militar enclavada en la ladera de una montaña, muy cerca de lugar donde vivíamos. "Serranillas", así se llamaba el lugar y era el campamento principal y sede del mando militar de las tropas cubanas en Nicaragua. Superados los 3 niveles de postas   conformada por soldados nicaragüenses y cubanos, llegamos al almacén donde nos proveyeron de   trajes militares de champaña, botas, casco, mochila completa, fusil de asalto AK-47M y 380 balas.., ¡ah y la bayoneta! Nuestra brigada además contaba con una caja de granadas y un lanzacohetes RPG-7 con su dotación de cohetes antitanques.

Dos semanas después de llegar a Nicaragua ya estábamos estrenando nuestra   indumentaria militar y equipamiento, a la par de que habíamos comenzado nuestras actividades de asistencia médica laborando en el Hospital de Granada, tercera ciudad en importancia de Nicaragua. Marchas, prácticas de tiro, ejercicios de asalto y camuflaje. En las estribaciones del Volcán Santiago, con la cara tiznada y arrastrándome según las instrucciones dadas por el sargento, me había convertido en apenas un mes de **Galeno en "Rambo revolucionario e internacionalista"**; presto a combatir a los Marines que intentaran pisar la Patria de Sandino. Raros mimetismos los que provocan los comunistas; había salido de Cuba como **Medico** y días después, además de trabajar como tal, me arrastraba por las escarpadas laderas del Mombacho como un *"Rambo"*, cargando con mi fusil de asalto y con los pies llenos de llagas y adoloridos.

Es que los militares cubanos padecen el *"Síndrome de Grenada"*. Aquel evento que en el año 1983 enfrentó a los marines con las tropas cubanas en la isla caribeña de Grenada; con el saldo militar y el costo político que todos conocemos. Por eso en Nicaragua los militares cubanos siempre repetían hasta el cansancio: *"aquí no puede pasar lo de Granada"*.

En Nicaragua cada internacionalista era un soldado que sumaba a la preparación militar adquirida en Cuba, el entrenamiento mensual que se efectuaba durante todo un domingo. Además se establecía un día de la semana para atender la *"técnica'* esto es: desarmar, amar y limpiar el AK-47M; también revisar todo el material de guerra.

Unos dos mil militares cubanos conformaban el personal, sobre todo de entrenamiento, dislocado en Nicaragua por aquel entonces, a los que se suman los trabajadores internacionalistas, funcionarios y otro personal de apoyo o en tránsito.

Había una Misión Militar Cubana en cada región y/o departamento administrativo y un reducido grupo de la contrainteligencia militar localizado cerca del poblado de San Marcos. No tengo datos de cuantos militares cubanos estaban involucrados en el escenario militar de forma directa, donde se libraban los combates con la Contra. Las bajas las conté en el Cementerio de Serranillas en septiembre de 1988: 22 bajas en combate sin contar los que descansaban en cementerios regionales.

La estrategia se reducía a un sistema de aviso en caso de que se produjera una invasión norteamericana en Nicaragua y dos palabras claves: una era *"Julia"* escrita en un sobre que se activaba por teléfono y al abrirse contenida todas las instrucciones para un ejercicio. La otra clave, válida era: *"Campana"*. Al abrir el sobre traía todas las instrucciones, de estricto cumplimiento en un escenario real. Como tuve acceso a estos documentos y visité los lugares; el escenario y los eventos se desarrollarían de la siguiente forma:

De producirse la invasión, toda la documentación debía ser destruida. Si la posibilidad de enfrentamientos fuera inminente, de ser posible, no participar en combates con combatientes nicaragüenses salvo en situación extrema (¿?). Los internacionalistas, con su ropa de combate y sus armas listas evacuarían por sus medios hasta la *Hacienda La Luz* en las estribaciones del Volcán Mombacho Esta Hacienda funcionaba como un Centro de Comunicaciones de la contrainteligencia militar cubana; de allí continuar la marcha siempre hacia el sur hasta un punto a la derecha de la carretera Panamericana entre las ciudades de Granada y Rivas. En aquel punto se esperaría hasta que se agruparan el mayor número posible de elementos para continuar hasta el tercer punto a unos 4 kilómetros de la frontera con Costa Rica en las inmediaciones de la ciudad de Rivas, Nicaragua.

El plan concebido por los militares cubanos en Nicaragua era muy sencillo: *"espantar la mula"*. Salir de Nicaragua a través de Costa Rica, atravesar ese país de norte a sur, entrar en Panamá y ser evacuado desde este país hacia Cuba. Valiente estrategia la de huir atravesando prácticamente 3 países. Siempre me pregunté si los gobiernos de Costa Rica y Panamá aceptarían un ejército en tránsito por su territorio.

No llegaron los marines, no hubo evacuación. Si elecciones con *"Piñata"* previa para que los gobernantes salientes se enriquecieran aún más.

El resto es historia; esa historia que resulta una mezcla cruel de tragedia y de comedia.

Hoy el escenario es otro: **Venezuela.** País gobernado por un Presidente con vocación demencial e íntimamente ligado a la Satrapía Castro-comunista. País-Gobierno-Demencia colectiva y punto de encuentro de nostálgicos revolucionarios, siempre dispuestos a destruir y a recetar esa exhortación a que *"no perdamos la esperanza";* mientras pisotean el derecho, socavan la razón, reducen la Economía a la prehistoria productiva y sumergen a la Sociedad en el relajo ideológico.

Desde 1995 vi partir a Venezuela los primeros médicos con *"cartas de invitación"* para no regresar. Con la misma rapidez con que aumentaba la vocación revolucionaria del gobernante venezolano, aumentaba el número de internacionalistas cubanos. Hace dos años recibí una información de todo crédito, donde hablaba de unos 2 400 militares y agentes de inteligencias cubanos enviados a Venezuela. Le siguieron cientos, tal vez miles de maestros, 10 400 médicos, y ahora en fecha reciente y a solo semanas del Referendo Revocatorio; 5 075 entrenadores deportivos llegan a Venezuela para reforzar el llamado Plan *"Barrio Adentro".* Estos cubanos, a diferencias de los procedimientos en las anteriores aventuras internacionalistas, disponen de documentación válida del país.

Es evidente que la estrategia a cambiado si comparamos la situación de Venezuela a la que se vivió en Nicaragua a finales de los 80's. En Nicaragua se disminuyó el número de cubanos a medida de que se daban pasos para la reconciliación nacional y se producían cambios políticos amparados en los Acuerdos de Esquipulas. En Venezuela en cambio a medida que se radicaliza la situación y esta se hace más explosiva, la presencia cubana es más ostensible y protagónica.

En Venezuela parece no haber plan de evacuación para los cubanos. Polarizada como está la sociedad venezolana, sembrada la semilla de la discordia nacional, abonada esta por el odio fratricida y ejerciéndose la violencia y el asesinato político, como ha venido ocurriendo; este país se encamina irremediablemente a la Guerra Civil y los cubanos allí tendrán un papel protagónico. A la altura de los acontecimientos, no hay retiro de los cubanos, estos serán parte del drama que veo venir. Son muchos los que están allí, son parte del gobierno y junto a este no cejaran en el empeño de entronizarse en el poder.

Es así que veremos una sociedad preñada de iniquidades, transitando el camino del odio irracional, enarbolando las rebeliones como banderas y portando los estandartes del miedo, de la autodestrucción y la muerte. En este escenario con una fuerte presencia de extranjeros, con vocación de carniceros parece que "*tiene la palabra el camarada máuser*", como aquel verso del autor ruso que nos enseñaban en la década de los 60's. Futuro de odio, tropelías y derramamiento de sangre; horca y cuchillo que bien conocen los agentes cubanos. Para entonces militares, funcionarios, agentes encubiertos, entrenadores y hasta médicos devenidos en "Rambos", harán su parte. La "*soberanía de los pueblos*", la "*no injerencia en los asuntos internos*" como sabemos solo son palabras huecas que encubren los innobles propósitos de oscuros designios.

Preferiría estar equivocado, quisiera ver a mis compatriotas lejos de escenarios tan sombríos, inmersos en mejores quehaceres. Pero no es así, el Comunismo nos ha envilecido y nos hemos demorado demasiado en deshacernos de esa pútrida úlcera que nos corroe la conciencia. Quisiera ver y así pido a Dios, una solución más digna y promisoria para el pueblo venezolano y que puedan decidir, sin injerencias y en Paz lo que es mejor.

Que haya un futuro en que veamos converger los intereses de los pueblos cubanos y venezolanos bien lejos de los rencores de un sátrapa senil y un gobernante demencial.

El SIDA en Cuba: Del silencio a la verdad científica.

Se ha dicho con bastante acierto que el SIDA es una enfermedad que vive del silencio, la falta de información y la ignorancia[4]. Con relación a esta afirmación me atrevo a agregar, que esta Enfermedad en Cuba transitó el camino del silencio, se alimentó de una información sesgada y promovió una peligrosa ignorancia; todo lo cual trajo aparejado una burda manipulación de informaciones que solo ha distorsionado el análisis científico-epidemiológico de esta Enfermedad en nuestro país.

En el año 1985 trabajaba en el Hospital Territorial de Cárdenas, una institución hospitalaria que contaba con 429 camas y un equipo de médicos especialistas bien calificados. Una mañana, fuimos citados a la Dirección del Hospital los Jefes del Departamento de Medicina y Patológica y a mí en calidad de Especialista de Oncología. No teníamos idea de lo que se trataría en aquella reunión; solo que al llegar el Secretario del Partido se apresuraba en retirarse de la oficina y quedaba allí el Director. Este comenzó a explicar

---

[4] El silencio mata. Soren Triff. El Nuevo Herald 22 de junio del 2000

la aparición de "*una enfermedad que afectaba a hemofílicos, drogadictos y homosexuales, aunque esta enfermedad se había detectado en EU, los enemigos de la Revolución atribuían su aparición en este hemisferio a la presencia de las trapas cubanas en Angola*". A continuación nos recordó, "*que esa era una reunión confidencial, y que no debía trascender lo allí tratado al resto de los médicos*"; no se detuvo en su explicación y continuó diciendo: "*esta enfermedad se caracteriza por estar asociada a neumonías de difícil control, pacientes que fallecen con cuadros febriles sin causa aparente, aumentos de ganglios linfáticos y Enfermedad o Sarcoma de Kaposi*". Nos exhortó a guardar silencio, pero estar muy atentos a este cuadro clínico de infecciones oportunistas y déficit inmunológico, para concluir agregando: "*nadie sabe si es un nuevo ataque del Imperialismo*". Quede aturdido, una enfermedad de evolución mortal, de reciente aparición tocando a nuestras puertas y solo se daba una información pobre y limitada a solo tres especialistas. Hasta este punto se pedía silencio, se informaba poco y se invitaba a la ignorancia. Mal empezábamos.

Si, muy mal empezamos. El origen de la enfermedad en Cuba se asocia con la identidad de un coreógrafo cubano que contrajo la enfermedad en los EEUU y la permanencia de las tropas cubanas en territorio africano, en las zonas endémicas del VIH; esto último pudo haber constituido la vía de entrada del SIDA en el país. También las autoridades no perdieron tiempo en propalar la teoría de un virus desarrollado en los laboratorios del Pentágono, como parte de la Guerra biológica de la CIA. ¿Contra quién?, nos preguntamos, pues los primeros casos y las primeras víctimas diagnosticadas eran norteamericanos. De esta forma, el análisis científico, desapasionado y necesario de una Enfermedad que se convertía en una epidemia quedaba anulado.

Las siglas de SIDA significan: Síndrome de Inmuno Deficiencia Adquirida; enfermedad producida por el VIH (Virus de la Inmunodeficiencia humana), pero no fue este nombre el que tuvo en sus inicios o al menos cuando fue caracterizada la enfermedad. Alrededor de 1981 el Centro de Control de Enfermedades (CDC) en Atlanta, Estados Unidos, emitió un informe sobre un Síndrome que antes no se conocía pero con características clínico-epidemiológicas bien definidas; la denominaron como tal (SIDA) al año siguiente (1982) y es entonces cuando se definen los grupos de riesgos.

En Cuba según informe consultado[5], en el 1983 se creó una comisión multidisciplinaria para la prevención y el control del SIDA que organizó un sistema de vigilancia epidemiológica ante la aparición de casos con enfermedades oportunistas, así como la prohibición de importar sangre y sus derivados de países con SIDA. Entre 1985 -1986 se instalaron centros de diagnósticos para VIH en provincias y municipios[6].

No dudamos de los datos aportados por la investigadora Rodríguez Roch, pero para el lector no le resultará difícil apreciar que hay un tiempo entre el momento en que el Centro de Control de Enfermedades (CDC), en el año 1981 estableció una alerta epidemiológica y el tiempo en que, en un Hospital en Cuba de nivel intermedio se le da a conocer la información, muy limitada por cierto, a solo tres especialistas. Las autoridades de Salud estaban más preocupadas por guardar silencio y así ganar tiempo para poder contrarrestar las opiniones vertidas en el extranjero sobre la posibilidad de que el SIDA había alcanzado el hemisferio occidental, al haber sido infestadas las tropas cubanas en África, esto es, considerando

---

[5] El SIDA en Cuba. Liana Rodríguez Roch. Universidad de la Habana Papers 52,1995
[6] ídem

que los Epidemiólogos ya apuntaban a África como el sitio primario de esta enfermedad de origen viral.

En el año 1986 se convocó a reuniones con Especialistas de distintas disciplinas médicas y se dio a conocer de forma amplia las características de esta enfermedad, así como los procedimientos a seguir para su control epidemiológico. Coincidiendo con el diagnóstico de los primeros casos de SIDA en Cuba, se puso en práctica el Programa Nacional de Lucha contra el SIDA para el control y la prevención de la infección por VIH producida por transmisión sexual. Sin embargo considero que se perdió un tiempo muy valioso, se apostó por el silencio y las especulaciones de tinte político. Mirando de forma retrospectiva, muchos médicos se percataron de que pacientes que fueron mal diagnosticados o no tenían un diagnóstico de certeza, no eran sino enfermos de SIDA terminales; muchos de los cuales habían participado en misiones internacionalistas en África.

En otro orden de cosas, considerar que el éxito en el aislamiento hospitalario de los pacientes con Dengue hemorrágico, justificaba la hospitalización forzada y el aislamiento obligatorio de los pacientes con SIDA, es desconocer la evolución y el pronóstico de ambas enfermedades. Nada justifica el recluir en los Sidatorios a estos pacientes, que ya eran tratados en otros países de forma adecuada, sin llegar a violar sus derechos más elementales.

Más que los argumentos esgrimidos por las autoridades de Salud de Cuba para aislar a esos pacientes; estoy convencido de que la opinión que primó fue la certeza de que en nuestro país se vive una permanente promiscuidad colectiva, lo que llevaría en poco tiempo a un aumento de la prevalencia de la enfermedad.

No faltaron opiniones considerando que la reclusión sídica entre los años 1986-1993; significó el ocultamiento deliberado de la pandemia, la inhibición de las campañas preventivas, la imposición a los enfermos de la doble condición de enfermos y de nuevos leprosos medievales; subrayándose, -de paso-, el carácter asocial de los infestados que no merecen la libertad de movimientos. Aislados, sentenciados a no mezclarse con los sanos, los seropositivos y enfermos por igual[7].

---

[7] Comentario sobre el trato a seropositivos en Cuba. *La Jornada, Mx. (06-06-01)*.

La razón por la que el Ministerio de Salud Publica en Cuba desestimó esta política de encierro obligatorio, se debió a la imposibilidad de mantener el alto costo económico que representaba este sistema; el cual tenía que garantizar insumos para 13 Sidatorios, cuando el País se replanteaba toda su política de subsistencia en el llamado Periodo Especial. Estaba en ese momento en juego la propia subsistencia del Estado Totalitario y muchas cosas se eliminaron, entre ellas los Sidatorios. En cuanto a la opinión pública internacional que denunciaba la violación de los Derechos Humanos de estos pacientes; no creo que haya influido en nada para terminar con este sistema de internamiento obligatorio.

Por otro lado, existen dudas razonables sobre la veracidad de las estadísticas que proporciona la Dictadura Castro-comunista a través de sus organismos a las agencias internacionales. Los reportes estadísticos presentados a organismos internacionales han pasado por el tamiz del "secreto estatal", donde obviamente se esconden o deforman los datos. Pues detrás de cada cifra o conclusión estadística existe casi siempre una evidente manipulación de motivaciones políticas[8]. Dejando a un lado toda especulación posible; es aceptable que el índice de prevalencia del SIDA en Cuba es de los más bajos en términos comparativos. El HIV Prevalence (% age 15-45) 20003 es de 0.1 {< 0.2}[9].

Hay cifras que nunca sabremos: la de la tristeza, el abandono, la desolación de las víctimas del SIDA, que nunca pudieron hablar, y a los cuales nadie les preguntó, ni pudieron tomar decisiones. Está la historia amarga aún no escrita de los portadores voluntarios del SIDA, jóvenes que en varias localidades se auto inocularon el virus en un ritual de dudosa interpretación. Muchos testimonios hay sobre todo esto[10] [11], pero la historia está por escribirse, sobre todo la de los

---

[8] El sida, la CIA y los Derechos Humanos .Miguel A. Puñales. www,cubaencuentro.com

[9] Human Development Reports. Cuba. http://hdr.undp.org/statistics/data/cty/cty_f_CUB.html
[10] Marginados. *Rafael Ferro Salas, Grupo Decoro.www.cubanet.org*

jóvenes que se auto inocularon el virus del SIDA y de los cuales se guarda un silencio cómplice.

El drama de los jóvenes fue llevado al cine en un documental titulado: *"Maldito sea el nombre Libertad"*; pero aun no está claro los motivos que condujeron a estos cometer este acto de suicidio concertado.

Existen opiniones contradictorias, pero opiniones al fin que debemos considerar, un joven con SIDA afirmaba: *"Cuando hay que hablar de VIH en Cuba, no son imágenes terribles las que recuerdo, para nada pienso en encierro o maltratos, todo lo que me viene a la mente es lucha, amor, esperanza y futuro. Y créanme que les hablo con el corazón*[12].

En los últimos tiempos se ha venido especulando sobre el aumento de la incidencia del SIDA en Cuba en relación con el incremento de la prostitución en todas sus variantes, teniendo en cuenta que la Isla se ha convertido en un destino para el turismo sexual. No dudamos que esto puede incrementar la prevalencia de la enfermedad

[11] Sanatorio los Cocos, no todo es color de rosa. José Alberto Aguilar. www.cubanet.org
[12] Vivir con VIH en Cuba .Carlos Aragonés. www.apla.org

y queremos hacerlo notar. Por otro lado ,algunos científicos latinoamericanos que asistieron a la Conferencia Internacional sobre el SIDA en Bangkok advirtieron *"que Cuba es una bomba de relojería"* , al afirmar que en nuestro país se han detectado todos los subtipos del VIH [13]; complicando aun más el acercamiento y la interpretación de los problemas alrededor de esta Enfermedad en Cuba.

El SIDA, como el Dengue Hemorrágico, la Conjuntivitis hemorrágica y la Neuritis Óptica o Neuropatía Cuba, todas ellas epidemias que se han producido en Cuba; conforman un grupo de enfermedades en la cuales la paranoia y la contaminación política de un lado y la manipulación de la información por otro; ha conducido a que los médicos que prefieren trabajar con un adecuado rigor científico y resuelta consagración al cuidado de sus pacientes; se vean desprovistos de los medios para un análisis científico correcto de estas entidades nosológicas que han afectado en mayor o menor grado, y durante un periodo de tiempo muy amplio, a buena parte de la población cubana.

---

[13] El SIDA en Cuba es un polvorín. EFE. www.futurodecuba.org

Aún estamos en deuda a fin de proveer un estudio completo y pormenorizado del SIDA que nos lleve a conclusiones más creíbles; dejando a un lado controversias y filiaciones políticas.

Aún estamos a tiempo para saldar esta deuda con la Ciencia Médica en nuestro País. Debemos de aceptar el reto de aproximarnos a la verdad científica despojados de posturas extremas de ocasión y con la prestancia necesaria para transitar el camino de la certidumbre.

Medicina Coyuntural.

"Se oye el rumor de un pregonar. Que dice así. El yerberito llegó......llegó". Famoso pregón cubano

Parece como si los cubanos estamos condenados a los sobresaltos. También en la creación científico-técnica se aprecia una actividad inusual caracterizada en ocasiones, más que por la evidencia científica, por aspectos coyunturales que sorprenden al más impávido de los observadores.

Reviso con cuidado el listado de la Modalidades terapéuticas en materia de Medicina Tradicional y Natural aprobados por el Ministerio de Salud Pública de Cuba, entre los que se destacan: la Fitoterapia, la Terapia Floral, Homeopatía, Musicoterapia, entre otros[14]. Completo la información leyendo, hasta donde me es posible, el *Programa Nacional de Medicina Tradicional y Natural* [15]; del mencionado Ministerio.

Cuando transitábamos por la construcción del Socialismo y sus laberintos teníamos que escuchar

---

[14] http://www.sld.cu/sitios/mednat/
[15]
http:aps.sld.cu/bvs/materiales/programa/otros/prog mtrd.pdf

84

hasta el cansancio los argumentos sobre las bases científicas de este Sistema, la concepción materialista, la dialéctica materialista, el ateísmo científico, etc.; materias que establecían un esquema rígido en la concepción y los métodos a emplear en la creación científico-técnica. Por aquel entonces no había lugar para las *"veleidades"* en materia de creación científica y el considerar cualquier método en lo pertinente a la Medicina Natural, sobre todo en el empleo de plantas medicinales, podía ser y de hecho se consideraba como *"oscurantismo"*.

Al margen de la práctica médica, cualquier consideración en el uso de las plantas medicinales con fines terapéuticos,- algo arraigado por siglos en nuestro país-, era visto con reservas; lo que no se adecuaba al rígido esquema de la evidencia científica era descartado de inmediato.

Cuando estudiaba la especialidad de Oncología en el Instituto Nacional de Oncología y Radiobiología, de la Habana (INOR), entre los años 1974-1977; apareció en la escena del Vedado un *jurista jubilado devenido en herbolario* que divulgaba los efectos beneficiosos del Anamú en los pacientes con Cáncer. El Prof. Z. Marinello, por aquel entonces Director del Instituto de Oncología y máxima figura científica del país ,- que no admitía

85

competencias-, no aceptó esto; a la par que el *herbolario de ocasión* era arrestado en las afueras del Hospital Pediátrico ,se ordenaba una investigación, desarrollada con rapidez inusitada, para descalificar las supuestas bondades terapéuticas del Anamú. Muchos años después he encontrado en farmacias de los Estados Unidos capsulas de Anamú, que algunos exiliados suelen enviar a sus familias en Cuba. Este es solo un ejemplo, pero no es el único.

En los tiempos del más estricto *"estalinismo tropical"* en Cuba, el uso de las plantas medicinales,-asociado o no a los cultos sincréticos-, era eso: *"oscurantismo".* Y es que con el advenimiento del *Socialismo Científico*, solo había lugar para el publicitado Iván Petrovich Pavlov[16], que por su ascendencia rusa, nos acercaba a la *nueva madre patria.*

Y es que utilizar métodos de Medicina Alternativa o Natural es un problema de política de Salud; pero nunca debe ser una solución coyuntural. Asistí en Managua, Nicaragua en el año 1987 a una Conferencia Internacional de

---

[16] Iván P.Pavlov (1849-1936) Fisiólogo y Psicólogo experimental ruso, conocido por sus estudios sobre el comportamiento reflejo.

Farmacología. Los expertos allí presentes recomendaron a las autoridades de Salud del país que no adoptaran el empleo de plantas medicinales o sus productos, *"porque desde el punto de vista económico era mejor emplear los escasos recursos del País en el empleo de medicamentos genéricos".*

En Cuba sucedía algo muy especial. Por la década de 80's ya se había establecido una sólidas Industria Farmacéutica que utilizaba los insumos que se enviaban, sin limitaciones, desde los países del entonces llamado Campo Socialista para la producción de buen número de medicamentos. También estaban disponibles los medicamentos elaborados que venían de estos países del campo socialista a los que se sumaban los que provenían de las compras a los países capitalistas sobre todo de Europa. Hasta el año 1991 en Cuba había suficiencia en el suministro de medicamentos, tanto en los Hospitales como en la red de farmacias en todo el País. No había por qué echarle mano a las plantas medicinales.

Durante mucho tiempo, el País que vio nacer a uno de los más prestigiosos científicos cubanos: el

Dr. Juan Tomas Roig Mesa[17], ignoró las investigaciones de este científico; tan útiles y que no fueron precisamente objeto de atención. Aunque existía una extensa bibliografía que mostraba valiosos conocimientos sobre variedades de plantas medicinales con propiedades terapéuticas; no existía intención de incorporar este acerbo científico a la creciente actividad investigativa en materia de fármacos en el país. La afirmación de que: "*el yerberito llego*", era solo eso, "*un rumor del pregonar*".

La historia en simple y puede leerse en los "*Antecedentes y Justificaciones del Programa Nacional de Medicina Tradicional y Natural*" del MINSAP. La fecha de los *condicionamientos* y *motivaciones* hacia estos procedimientos, está íntimamente relacionada con los eventos políticos ocurridos a principios de la década de los 90's.

Con la caída y desaparición del *Campo Socialista*, desaparecieron también los subsidios y con ello el flujo de productos farmacéuticos

---

[17] Profesor de Historia Natural, cosmología y Biología. Doctor en Farmacia y Perito Agrónomo. Doctor en Ciencias Naturales y Físico-Químicas. Autor de: Diccionario de Botánica (1928) y Plantas Medicinales, aromáticas y venenosas de Cuba (1945) entre otras obras.

elaborados o semielaborados provenientes de los países ex-socialistas se vio súbitamente interrumpido. Las compras en los países capitalistas se redujeron de manera considerable. Los suministros para los Hospitales, Policlínicos y la red de Farmacias dependían de los escasos medicamentos que llegaban mediante donaciones. Fue entonces cuando se pensó en la Medicina Natural como solución a una crisis de asistencia en Salud en un país que contaba con los profesionales, las instalaciones y los servicios organizados, pero que no contaba con los medicamentos para ser prescriptos.

Como era de suponer, la historia comienza con el Comandante. Porque así suele ocurrir en nuestra amarga historia reciente: es el Dictador *el protagonista de todo, por estar en todo.* Veamos a continuación:

"En el año 1991 el Comandante en Jefe orientó iniciar en el país un Programa que incluyera el uso científico de las plantas medicinales conocidas, su elaboración por la naciente y pujante Industria

Farmacéutica, y que tomara como experiencia el retorno al empleo de la Medicina Natural....[18]

Todos los que entonces trabajábamos en el Sistema Nacional de Salud en Cuba vimos como de la noche a la mañana aparecieron productos sobre todo, Fitofármacos y Apifármacos que aunque no llenaron las estanterías vacías de las farmacias, proveyeron una referencia terapéutica para los desesperados pacientes. La aventura terapéutica se extendió a los Hospitales .Este sobresalto modifico la conducta de los médicos cubanos y creo expectativas en toda la población en medio de una sociedad que se debatía entre la miseria y el asombro.

Con la irrupción del Comandante en Jefe, no terminó la historia, tocaba también a las Fuerzas Armadas poner su parte, veamos: *"Estas orientaciones (las del Comandante, por supuesto), fueron recogidas en un Programa de Plantas Medicinales que formaban parte de la preparación del país para la Guerra de todo el Pueblo y la estrategia para su implementación practica"*[19]. Es

---

[18] Programa Nacional de Medicina Tradicional y Natural. MINSAP, Cuba. Antecedentes y Justificaciones pagina 8.
[19] Ídem.

decir el asunto no es aliviar la penuria de medicamentos, sino prepararnos para la guerra contra el imperialismo yanqui.

Al margen de toda lectura politizada de este fenómeno de inclusión coyuntural de los métodos de la Medicina Tradicional y Natural en el Sistema Nacional de Salud y por ende en la Medicina Cubana, esta última más apegada a la práctica basada en la evidencia debemos decir, sin apasionamiento , que el insertar los conocimientos que se han cimentado durante siglos y que ya forman parte del acerbo cultural de la humanidad , de la Medicina Tradicional y Natural, viene a completar y consolidar la sólida estructura de la práctica médica . No olvidemos que los médicos cubanos que se establecen en el extranjero ven con sorpresa como conviven y se complementan la práctica de la Medicina basada en la evidencia con la Medicina Natural, Tradicional, o Alternativa como suelen llamarle algunos.

El uso de la Medicinas tradicionales complementarias y alternativas, no deben responder a problemas coyunturales. No deben convertirse en **Medicina Coyuntural**; sino que deben ser reglamentadas y los pacientes, usuarios obligados de estas terapéuticas, deben disponer de información e instrumentos que les permita acceder a los procedimientos adecuados. Esto es válido para cualquier país y Cuba no es una excepción.

Medicina Alternativa: Las decisiones en manos del paciente.

Ya sabemos que la historia comenzó con el Comandante, siempre suele ser así. Viendo el *"desmerengamiento"* del otrora Campo Socialista, como él mismo lo calificara, se apresuró a apuntalar a su maltrecho régimen echándole mano a cosas tan aborrecidas y temidas durante años como: el capitalismo y la dolarización de la sociedad. En el primer caso creó el *"Capicastrismo"* y en el segundo, el fenómeno de los *"trae-dólares"*.

Es por eso que orientó,- entre otras cosas-, iniciar un programa para sustituir los agotados suministros de medicamentos con productos naturales autóctonos; cediéndole la iniciativa a su hermano quien al frente del Ejercito elaboraba un "Programa de preparación para la Guerra del todo el Pueblo". Fue una especie de cortina de humo, para esconder el verdadero drama humano que por entonces se vivía en el país.

De esta forma el empleo de plantas medicinales formaba parte de *"la eterna lucha contra el odiado enemigo imperialista"* y no de los acuciantes problemas en el desabastecimiento de medicamentos en el país. Apurado como estaba este *General sin batallas*, estableció con rapidez una orden a modo de directiva nacional (Directiva Nacional 26/95), para establecer el empleo de plantas medicinales en el país. Esto ocurrió al comienzo de la nefasta década de los 90's. Es en el año 1999 que se elabora el Programa Nacional de Medicina Tradicional y Natural [20], el cual fue motivo de un artículo anterior [21], pero que queremos retomar teniendo en cuenta el papel que debe jugar el paciente en las decisiones de procedimientos terapéuticos que pueden afectarles.

El programa tiene en cuenta según sus autores: *"la necesidad de dar respuesta efectiva a la Directiva 26/95"*, y deja bien claro que: *"el adoptar los métodos de la Medicina Tradicional y Natural no constituye un método terapéutico alternativo o complementario, dirigido a solucionar problemas de índole económica"*. Si es así, ¿por qué estos procedimientos se introdujeron con inusitada rapidez en el Sistema Nacional de Salud, en pleno Periodo Especial y no antes?

20

http:aps.sld.cu/bvs/materiales/programa/otros/prog mtrd.pdf
[21] Medicina Coyuntural en: www.diarionoticubainternacional.com

94

En otro orden de cosas, se trató de una irrupción en el modo de pesar de miles de profesionales formados en la solidez de conocimientos médicos basados en la evidencia. Por aquel entonces se le llamó *"Medicina Verde"*, y su aceptación estaba en relación incluso, con el grado de lealtad política y así fue percibido. Entre los médicos las bromas y las descalificaciones no se hicieron esperar. Las autoridades de salud consideraron seriamente estas expresiones de velada oposición a la introducción coyuntural de muchos métodos terapéuticos. Conocí de médicos que fueron interpelados por las autoridades de Salud e incluso por la policía política.

El programa de marras, escrito en términos muy a la usanza soviética, -de ordeno y mando-, lo establece todo o casi todo. Tiene la finalidad de: *"proveer al pueblo cubano un nuevo Subsistema de Atención Médica, utilizando un novedoso arsenal terapéutico puesto al servicio del pueblo"*; dicho así pensamos, ¿cuán "novedosos" son métodos conocidos desde hace miles de años?

Pero hablemos del pueblo, sí de ese formado por individuos que siempre o casi siempre se mantienen al margen de decisiones que pueden afectarles .Decimos y reiteramos que los cubanos como consumidores,- en el mejor sentido de la palabra-, deben de disponer de información e instrumentos que le permitan acceder a tratamientos adecuados.

Las decisiones sobre la atención de la salud son importantes y las decisiones sobre la utilización o no de la Medicina Tradicional no lo son menos. Conviene que tengamos presente definiciones generalmente usadas en relación a esto.

Lo términos comúnmente usados son: Medicina complementaria o alternativa que se define como: *"un conjunto diverso de sistemas, prácticas y productos médicos y de atención de salud que no se consideran actualmente parte de la medicina convencional* [22].*Cuando las personas utilizan terapias de medicina complementarias o alternativa de forma aislada se reconoce como "alternativa"; si son empleadas en conjunto con la medicina convencional, se le denomina "complementarias".*

En ambos casos estos métodos terapéuticos suelen estar poco reglamentados, a pesar de que se utilizan en un 80% en los países en desarrollo. A medida en que ha aumentado su uso, han ido apareciendo informes relacionados a reacciones adversas. Además, existen no pocas dudas acerca

---

[22] www.nccam.nih.gov

de la calidad, idoneidad terapéutica y al necesario seguimiento médico cuando son utilizadas.

"La OMS apoya el uso de las medicinas tradicionales y alternativas cuando estas han demostrado su utilidad para el paciente y representan un riesgo mínimo [23].Un país que introduce estos métodos terapéuticos tiene que convertir a su población en individuos bien informados, que asuman las responsabilidades de su salud. Es el propio individuo y no otros, quienes deben de saber cuáles son los estudios científicos realizados sobre la seguridad y la eficacia del tratamiento con Medicina Tradicional y Natural. Debe existir una genuina relación médico-paciente que determine las decisiones a tomar, así como un intercambio de información válido entre el médico y el paciente.

Se recomienda utilizar la búsqueda de información en Internet, por parte de los pacientes (lo cual es excluyente en Cuba), o en instituciones de apoyo al consumidor-paciente, (instituciones inexistentes en Cuba). En todo caso es el paciente el responsable de su salud, evitando la actitud de Estado paternalista que define y selecciona que

---

[23] Nuevas directrices de la OMS. Declaraciones del Director General OMS.

debe o no hacer. Es el paciente el que debe hacerse cargo de su salud, convirtiéndose en un consumidor informado.

Las nuevas directrices de la OMS para el uso adecuado de las medicinas tradicionales y naturales [24] constituyen un paso acertado para que aquellos individuos o gobiernos que establecen pautar, al margen del interés colectivo y de los cuidados que deben proveer; actúen de forma responsable. Sería un paso correcto que estas directrices sean del dominio público y que sean los pacientes los que respondan a preguntas medulares como si es: adecuada, posible, si es administrada por un profesional, si goza de garantía y calidad y si existen contraindicaciones de los productos naturales o terapias alternativas que pretende utilizar.

Es sencillo, teniendo en cuenta al paciente y su grado de información es que debe considerarse de utilidad estas terapias complementarias o alternativas al margen de esa *"mezcolanza"* de, Ministerios, Organismos de la Administración del Estado, Organizaciones políticas y de masas; que

---

24

http://www.who.int/medicines/library/trm/Consumer.pdf

dicen: "*desarrollaran y generalizaran la Medicina Tradicional y Natural en Cuba*", según el programa arriba citado.

Una información accesible, de fácil comprensión, encaminada a orientar a los pacientes en la toma de decisiones sobre estos procedimientos terapéuticos es lo que necesitan los enfermos en Cuba; de esta forma tal vez obtendrían un máximo de beneficio, reduciendo al mínimo los riegos de las medicinas naturales.

Impacto del Embargo en la Salud del pueblo en Cuba. Parcialidad aberrante.

Un extenso estudio de la Asociación Americana para la Salud Mundial ha llegado a mis manos, tal vez a destiempo. Esta organización (AASM) emprendió este estudio acerca del impacto de la política de los Estados Unidos en la población cubana a mediados de la década del 90's. [25]

Entre 1995-1996 un equipo de investigadores de esta organización[26], llegó a conclusiones sobre las repercusiones del Embargo de los EEUU a Cuba, al establecer: *"restricciones en la entrega de material sanitario y en asegurar la alimentación"*. No hay palabras mal dichas, sino mal interpretadas. ¿Como corresponde interpretar esto?

Después de vivir 40 años en una Dictadura que todo lo controla, me resulta difícil entender quién debe suplir mis necesidades sanitarias y quién

---

[25] Prohibición de alimentos y medicamentos: el impacto del embargo de los Estados Unidos en la salud y la nutrición en Cuba. Resumen Oficial. Miel Fran y Ágil Red. Para la Asociación Americana para la Salud Mundial.
[26] American Association for World Health. Washington ,DC

debe asegurar la alimentación de la población cubana bajo el actual gobierno. Es decir quién debe cuidar, curar y alimentar a los esclavos.

Pero retomemos el estudio. Lo que hicieron los investigadores de la AASM fue,- según ellos-, analizar las repercusiones del Embargo en Cuba y estudiar los documentos sobre las experiencias del Embargo con que contaban las empresas cubanas de Importación; dudosa fuente esta última. Dicen haber visitado 46 centros de tratamiento, -médicos, debemos de suponer -, y haber realizado 160 entrevistas a profesionales médicos y otros especialistas, etc., etc....,. *"A fin de determinar el impacto de las sanciones de los Estados Unidos en la Salud Pública de Cuba"*.

No dudamos de la veracidad de muchos datos aportados en este informe, pero el informe en si es parcial y no analiza el contexto político y económico en su totalidad. Se inserta en una realidad de mediados de la década de los 90's, donde la manipulación política del régimen cambió el discurso y la información a emplear a su entera conveniencia para tratar de explicar el drama social en que estaba sumergida la Nación después de la debacle del Campo Socialista.

La realidad y posible impacto del Embargo en la Salud y la Alimentación del pueblo cubano, debe someterse a un examen que no excluya los datos de referencia del Sistema de Salud cubano antes del 1959, para después, individualizar la década de los 60's teniendo en cuenta los cambios y sobresaltos que se produjeron en este período de tiempo; propios de un régimen que se imponía por la fuerza y se consolidaba en el Poder.

Después aparece un período entre 1971-1991 de Sovietización, economía subsidiada, aventuras internacionalistas y un discurso triunfalista en todos los órdenes, sobre todo, en materia de Salud, Educación, Cultura Física y Deportes. De tal suerte que nos convertimos en el pueblo más saludable, mejor educado, más fuerte y con más medallas olímpicas; y todo esto a pesar del *Bloqueo Imperialista.*

Nos enteramos de la noche a la mañana que ya éramos una Potencia Médica Mundial. Hasta el propio Dictador, de forma algo tardía y por el mismo tiempo en que la Asociación Americana para la Salud Mundial (AASM) rendía su informe, afirmaba: *"Nuestro País ha pasado de la Medicina*

Preventiva..., a una Medicina sofisticada, y hoy tenemos cosas que no las tiene nadie"[27].

Con la desintegración del Campo Socialista y con ello el colapso de la economía cubana parasitaria como consecuencia del cese de los subsidios que provenían de la Ex-Unión Soviética y otros países de la Europa del Este fue que se retomó el olvidado discurso del criminal Bloqueo Imperialista, a fin de re-definir y explicar todos nuestros males.

Recordemos que antes del 1991 hablar del Bloqueo era hablar de una política Imperialista que había sido vencida, destruida y lanzada al olvido. La Revolución se había encargado de luchar y vencer al Bloqueo. Por aquellos tiempos como que vivíamos seguros, felices, bien alimentados y saludables.

Si se retomó el tema del Bloqueo en el 1991 fue para explicar la política y las medidas que se emplearon cuando se inicio el llamado Período Especial en tiempo de paz, y de paso, sensibilizar a aquellos en el extranjero,- siempre *"solidarios"* con la Revolución Cubana-, para que se aprestaran a enviar donaciones tras donaciones. Ni en aquel

---

[27] Fidel Castro, marzo de 1997

momento se minimizó ni ahora debe de minimizarse, el volumen y el alcance de solución que tuvieron,- y aún tienen-, estas donaciones de medicamentos y suministros médicos.

Tal vez, "*los distinguidos expertos médicos*", como se auto titulan en el informe estos investigadores, no contaron con el tiempo suficiente en el año que duró el estudio para entrevistar a los médicos y a otros profesionales que forman parte de la variada sociedad civil cubana. Bien pudieron estos distinguidos investigadores entrevistar a los miembros de Instituto de Economistas Independientes de Cuba e incluir en sus documentos de referencias, los múltiples estudios que sobre la realidad cubana estos economistas habían elaborado por aquel tiempo. Muchos de estos profesionales cuentan con una vasta experiencia por haber trabajado por largos años en dependencias centrales del Estado cubano.

¿Por qué no consultaron a los profesionales del Colegio Médico Independiente de Cuba ó extendieron sus indagaciones a los miembros de otras organizaciones profesionales y sindicales independientes?

Es por eso que a los investigadores de la Asociación Americana para la Salud Mundial nos les resulta difícil afirmar, en virtud de las fuentes de información que tuvieron en Cuba, los siguiente: *"el embargo de los EEUU contra Cuba ha perjudicado dramáticamente la Salud y la nutrición de extensos grupos de la población cubana......., gracias a la capacidad del gobierno cubano se ha impedido una catástrofe humana".*

Muchos aspectos de este u otros informes quedan por analizar; sobre todo a la luz de los argumentos que sostiene el Departamento de Estado de los Estados Unidos al respecto[28]; y de la realidad actual en el intercambio comercial,- cada vez más creciente-, entre los EEUU y Cuba, entre otros aspectos a considerar.

Existe en todo esto muchos malentendidos, alguna desinformación y mucha pero mucha manipulación por parte de la Dictadura castro-comunista. Este tema como otros relativos a la salud de los cubanos, debe ser objeto de un exacto escrutinio que supere la parcialidad aberrante de

---

[28] El embargo de los EEUU y la Salud Publica en Cuba. Mito y Realidad .Informe del Departamento de Estado de los EEUU. 5 de agosto de 1997

investigadores foráneos y de los "*comisarios de bata blanca*" que mandan en Cuba.

Parcialidad aberrante y muestra de incontinencia en los argumentos es el que demostró el autor: A. Kirkpatrick, después de analizar el papel de los EEUU en la escasez de alimentos y medicamentos en Cuba; cuando afirma:"*el gobierno de los Estados Unidos habla mucho de las violaciones de los Derechos Humanos en Cuba...., cuando se descubren violaciones de los DDHH en los Estados Unidos. Además, hay que considerar que Washington ha exagerado sus alegaciones de abuso de los Derechos Humanos en Cuba, hasta el extremo de codificarlos en una Ley*"[29].

Muchos de los analistas extranjeros hablan del costo social y económico del embargo, sin detenerse por un instante a considerar el costo que representa para una Nación el vivir durante 45 años bajo una férrea Dictadura, que produce, entre

---

[29] Anthony Kirkpatrick. El papel de los Estados Unidos en la escasez de alimentos y medicamentos en Cuba.

otras cosas una economía disfuncional y un espejismo de bienestar social colectivo.

Un día, el cual alcanzáremos a ver, será posible el análisis de todo y cada uno de las factores que intervinieron en los procesos de bienestar social que se hayan producido en nuestro país, - si es que se produjeron-, así como del impacto de políticas erradas. Todo lo cual será objeto de estudios de los investigadores cubanos cuando puedan trabajar libres de trabas y manipulaciones.

Para ese tiempo,- tal vez-, no necesitemos de distinguidos expertos médicos de otras latitudes.

Una aproximación a la Declaración de Helsinki con respeto a Cuba.

Principios éticos para las investigaciones médicas en seres humanos

Cuando Ud. es citado a la Dirección de un hospital en Cuba donde Ud. Trabaja, arriba a un mundo alucinante. Prepárese, sin duda asistirá a un escenario subreal. No trate de pensar y no pregunte. Reduzca sus movimientos a la mínima expresión y trate de salir de allí lo antes posible. La imbecilidad puede ser contagiosa.

Así que esa mañana de finales del año 1991 cuando llegué a la Dirección del Hospital "Julio Trigo", situado al Sur de la Ciudad de la Habana, – donde me desempeñaba como Oncólogo –, no me detuve en saludos. *¿Cuál es el problema?, pregunté.* El Director sin detenerse en saludar me alcanzó unos tres papeles amarillentos para decirme: *"ahí están las orientaciones de unos ensayos clínicos para adminístrales esos tres nuevos productos a paciente con Cáncer, son productos desarrollados y producidos por Labiofarm. Hay que empezar a dárselo a los pacientes, ya sabes las medicinas están escasas".*

Aquellas tres hojas contenían la información de Labiofarm sobre tres productos naturales, presentados en forma líquida y denominados: *Nutrisol, Vino Reconstituyente y Asmacan.*

El *Nutrisol* era una combinación de plantas medicinales y un apifármaco, el *Vino Reconstituyente* era un preparado biológico de glóbulos rojos de carneros con vino de Málaga y el *Asmacan* un producto natural obtenido a partir de la cepa de plátano. Otros datos adicionales aparecían, como indicaciones para pacientes con marcado deterioro físico y con dificultad respiratoria. Un esquema de dosis variables podía ser leído. Nada más. En eso consistía lo que debía ser un serio ensayo clínico controlado para ser aplicado en seres humanos.

Siempre he tenido y tengo dudas razonables sobre el desempeña científico de esta institución en Cuba; me refiero a la así nombrada Labiofarm. No así con otras instituciones científicas que muestran adecuado rigor científico en su desempeño. Me da la impresión de que a Labiofarm le toca hacer el *"trabajo sucio"* de la producción farmacéutica; espero estar equivocado.

El proyecto y el método de todo procedimiento de ensayo clínico en seres humanos deben formularse claramente en un protocolo experimental y en este caso no era así. Sucedía algo que más tarde he llegado a comprender cuando leí la *Declaración de Helsinki*. Y es que la investigación médica debe estar sujeta a normas éticas a fin de promover el respeto a todos los seres humanos y para proteger su Salud y sus derechos individuales. Se debe prestar especial atención a los que tienen, la investigación combinada con la atención médica.

Este es precisamente el problema en Cuba: investigación y atención médica están relacionadas en tanto que, las instituciones de asistencia son también las instituciones que investigan o sirven de sustento a los laboratorios; para completar sus investigaciones clínicas en fases ya avanzadas. Como el Estado Socialista es un todo, también lo es el Sistema de Salud y las Instituciones científicas en su conjunto. Nada tiene esto de cuestionable si se aplicaran de forma rigurosas los requisitos éticos, legales y jurídicos que norman la investigación en seres humanos. Pero muchas veces no es así.

La Declaración de Helsinki de la Asociación Médica Mundial establece los principios éticos para las investigaciones médicas en seres humanos. Fue adoptada en 1964 y ha sido enmendada en cinco ocasiones. La actual versión es la oficial

[30].Siendo como es, una propuesta de principios éticos, permite orientar a los médicos que realizan investigaciones en seres humanos. Este documento se complementa con el Código Internacional de Ética Médica adoptado por la 3ra Asamblea General de la AMM efectuada en Londres, Inglaterra, en octubre del 1949 y enmendado por la 22ª Asamblea Médica Mundial de Sídney, y la 35 Asamblea Médica Mundial de Venecia, Italia en el 1983. [31]

La preocupación por el bienestar de los seres humanos debe tener primacía sobre los intereses de la ciencia y la sociedad. En una sociedad fuertemente politizada como sucede en Cuba; con frecuencia la investigación científica debe atemperarse a los intereses socio-político e incluso económicos. Muchas investigaciones llevan el sello de la improvisación y la adecuación coyuntural a la política de investigación que muchas veces se define en los departamentos del Partido

---

[30] Asociación Médica Mundial. Unidad de Ética. Declaración de Helsinki.
http://www.wma.net/s/ethicsunit/helsinki.htm
[31] Asociación Médica Mundial. Políticas. Código Internacional de Ética Médica.
http://www.wma.net/s/policy/c8.htm

gobernante, más que en instituciones o individuos sensibilizados con el cuidado de la Salud.

Los investigadores deben tener conocimientos de los requisitos éticos legales y jurídicos, pero en Cuba no es así. Durante mucho tiempo participé en más de un ensayo clínico en Cuba; nunca vi preocupación alguna por parte de los investigadores principales en conocer de esos requerimientos. Nunca leí en Cuba documento alguno relativo a los aspectos éticos de las investigaciones biomédicas. De hecho la *Declaración Universal de los Derechos Humanos* aún hoy es considerada un documentos subversivo; otro tanto debemos de esperar de estos documentos que provienen de una organización que el gobierno de Cuba y las autoridades sanitarias no reconocen. Los investigadores cubanos deben comenzar por conocer y aplicar los requisitos internacionales vigentes.

En toda investigación en curso un protocolo experimental debe estar presente. Eso es válido en muchas investigaciones en la cuales participe de una forma u otra en Cuba. De hecho cumplían todas las indicaciones metodológicas. Sin embargo se recomienda que un Comité de Evaluación Ética,- independiente -, deba considerar todo el

112

protocolo en su conjunto. Aún cuando en Cuba fueron creados los Comité de Ética Médica en los centros hospitalarios; considerarlos como independiente es algo risible. En Cuba nada es independiente, ni aún en la creación científico-técnica. En todo caso, estos comités bien pudieran hacer referencias a los aspectos éticos y agregar estos al protocolo de investigación.

La investigación médica debe ser conducida por personas calificadas y bajo la supervisión de un médico clínicamente competente. Aún cuando los participantes en las investigaciones biomédicas en Cuba son numerosos e incluye a estudiantes, por regla general el investigador principal es una persona competente y calificada, capaz de responsabilizarse y conducir la investigación de forma correcta. Sin embargo estos estudios nunca están disponibles para el público.

Los individuos deben ser participantes voluntarios e informados. En cuanto a que sean voluntarios, esto está sujeto a interpretaciones variadas. Los individuos en Cuba son parte de un único Sistema de Salud y de su estructura de investigaciones biomédicas; voluntariedad puede existir a sabiendas de que no hay variedad de opciones .Los individuos participan en las investigaciones que se conducen de forma voluntaria y sin otras alternativas. Esto no quiere decir, que no compartan riesgos y beneficios previsibles, como en cualquier otro lugar en el mundo.

En cuanto a ser informados. Se acepta que cada individuo potencial debe recibir información adecuada y completa y hacerlo a sabiendas de que le asiste el derecho a participar o no en la investigación biomédica. El médico debe de obtener del individuo, - por escrito- , el consentimiento informado y voluntario.

En realidad el documento de consentimiento informado lo vi por primera vez aquí en los Estados Unidos. En Cuba si bien se produce la información por parte del médico a los pacientes y/o familiares que participarán en la investigación; esta información muchas veces es parcial o incompleta y en muchos casos sesgada. Nunca es por escrito; menos aun documentada y atestiguada formalmente.

Nunca he logrado comprender por qué, en el proceso metodológico que contempla las investigaciones biomédicas en seres humanos, -en Cuba- , no se elaboraba un documento de consentimiento informado que se anexara a la historia clínica y al protocolo de investigación. No había razón alguna para no hacerlo.

Se lograba un consentimiento informado no escrito, en la práctica. La relación médico-paciente en Cuba es muy fuerte, y el consentimiento tanto de los individuos como de sus familiares se produce a expensas de una relación de dependencia. En casos así, se recomienda que el consentimiento deba ser obtenido por un médico bien informado que no participa en la investigación y que nada tiene que ver con la relación médico-paciente. Algo muy lejos de la realidad, -bueno-, simplemente no se produce de esta forma recomendada.

Decíamos que en Cuba, se combina la investigación médica con la atención médica; esto en nada disminuye el valor de la investigación. Sabemos que se hace porque la investigación acredita un justificado valor potencial preventivo, diagnóstico y terapéutico. Sin embargo, cuando esto sucede, todas las normas adicionales deben estar encaminadas a proteger a los pacientes que participan en la investigación. Es lógico pensar que en estos casos existen más posibilidades de que los derechos de los pacientes sean vulnerados.

El progreso de la Medicina se basa en la investigación y debe de recurrirse a la experimentación en seres humanos. El bienestar de éstos en toda investigación, es moralmente prioritario. Velar solícitamente y ante todo por la salud del paciente es una regla única e inviolable.

En Cuba se conducen múltiples investigaciones médicas en seres humanos. La aproximación de los investigadores a las normas éticas así como a los requisitos legales y jurídicos; honrará, la práctica de aquellos investigadores que conducen su trabajo con responsabilidad y al margen de maquinaciones políticas.

Hemos podido apreciar en publicaciones científicas cubanas una preocupación creciente en observar las normas establecidas y los principios éticos para las investigaciones médicas en seres humanos. Reconocemos esto y nos alegra; en definitiva son los pacientes los que salen beneficiados. Esperamos que esto no se quede solo en el papel.

Si hay una aproximación al tema por parte de los investigadores cubanos respecto a los principios éticos en las investigaciones biomédicas, esto es: aleccionador y estimulante. Todo lo cual nos permite con más elementos continuar abordando estos temas en artículos que irán apareciendo en esta sección.

Los médicos cubanos sabrán mantener siempre el más alto nivel de conducta profesional; así como sus sentimientos de compasión y respeto por la dignidad humana. Y todo esto al margen de una Dictadura prolongada que es parte, por desgracia, del entramado creativo en la investigación científico- técnica.

Ecozul: Un tratamiento Médico no convencional.

Hace 21 años comenzaron las investigaciones en Cuba sobre el empleo de la toxina del Rhopalurus junceus, nombre científico del Escorpión azul, especie endémica de arácnido de nuestra Isla; aunque puede encontrarse en Haití y República Dominicana.

El **Lic. Misael Bordier**, principal investigador de las propiedades terapéuticas de las toxinas del Escorpión Azul, explicó las motivaciones e inquietudes que lo condujeron a comenzar los estudios sobre esta especie, y el veneno del mismo como medicamento natural, con las siguientes palabras: "*a partir de 1980, comencé a pensar en una investigación contra el cáncer. Trabajando en un Centro de Higiene de Epidemiología, donde tuve que acudir para ayudar a eliminar una epidemia de paludismo en el centro de Cuba, fue donde encontré ese alacrán. Estaba debajo de una tumba. Me llamó la atención, recolecté varios y empecé a observarlos. Primero probamos los efectos en ratones y luego en perros con tumoraciones naturales, comprobadas por biopsia y análisis de sangre, inmunológicos y bioquímicos. Con las pruebas veíamos cómo esos tumores iban en proceso de reducción. En las comprobaciones y los* *análisis bioquímicos se podía ver cómo se estabilizaban los parámetros en los animales. Ahí es cuando empezamos a comprender realmente que el veneno tenía un efecto antitumoral"*[32].

El Escozul es la denominación dada a un producto natural elaborado a partir de una solución acuosa del extracto de la toxina del Rhopalurus Junceus (Escorpión Azul); con marca registrada otorgada por el CITMA con el título de "Composición Antitumoral". La acción antitumoral de esta toxina ha sido objeto de investigación desde el año 1995 en la provincia de Guantánamo (Cuba).

Atendiendo a los conceptos actuales[33] ; el empleo terapéutico del Escozul, no es otra cosa que una forma de Medicina complementaria; en tanto que se utiliza conjuntamente con métodos de medicina convencional en el tratamiento del Cáncer

---

[32] Clara Huacuya Rountree."Alacranes azules contra el cáncer ". La Jornada. México. 17 de noviembre.
http://www.lainsignia.org/2001/noviembre/cyt_004.htm

[33] http://nccam.nih.gov/health/whatiscam/spanish.htm #6

(70% de los pacientes); y es Medicina alternativa, al utilizarse en lugar de la Medicina convencional en un 30 % de los pacientes con Cáncer; según datos aportados por el investigador principal[34].

El empleo del Escozul cae en la categoría de, "*práctica y productos médicos empleados en la atención de la Salud no convencional*"; también puede denominarse: atención de la Salud no tradicional, no probada o irregular, dependiendo del grado de información científica que se tenga.

Habiendo dedicado más de 20 años de mi vida a la práctica de la Oncología, las investigaciones en torno al tratamiento del Cáncer siempre me resultan de interés. Es por eso que desde su aparición he seguido muy de cerca las informaciones no solo sobre el Escozul, sino sobre otros productos que se han desarrollado en Cuba para el tratamiento del Cáncer.

Desde su aparición las informaciones sobre el Escozul, *saturaron,-* por así decirlo-, la Red; numerosos sitios en Internet hacían referencias a este producto. Daba la impresión que los medios de información del régimen se encargaron de

---

[34] Clara Huauya Rountree."Un alacrán contra el Cáncer". Especial para L Jornada. México. 16 de noviembre 2004

diseminar una información favorable en relación a este producto. Aparecieron sitios en Internet (Foros) donde pacientes y familiares daban créditos de las bondades del mismo. Pueden encontrase sitios en Internet dedicados a proveer una información completa sobre el Escozul[35].

Con fecha 15 de noviembre de 2004, el Ministerio de Salud Pública de Cuba daba a conocer una Nota Oficial[36] sobre el preparado denominado Escozul; donde exponen las siguientes consideraciones:

- Este preparado **NO** tiene aún la consideración legal de medicamento establecida en el artículo 185 del Decreto 139/1988 reglamento de la Ley de la Salud Publica.

---

[35] www.escozul.net www.escozul.cl www.escorpionazul.com www.escozul.com

[36] Ministerio de Salud de Cuba advierte sobre el uso de veneno de escorpión. La Habana EFP. 19 de noviembre de 2004. http://www.univision.com/contentroot/wirefeeds/93salud/915495.html

- La información sobre la administración de este preparado a más de 70 000 pacientes y sus resultados, **NO** constituye una evidencia científicamente documentada y reconocida por las autoridades sanitarias competentes.
- Tanto su proceso de elaboración, como su uso terapéutico, **No** cuentan con la autorización sanitaria correspondiente.
- Hasta el momento el preparado Escozul y su empleo con fines terapéuticos de cualquier índole **NO** cuentan con el reconocimiento y a aprobación del CECMED para su uso médico.

Analicemos cada uno de estos aspectos teniendo en cuenta la información con que contamos.

El Escozul No tiene aun la consideración legal de medicamento.

Aún cuando el Ministerio de Salud Publica afirma que el empleo del Escozul no tiene consideración legal, la información de que disponemos parece apuntar en otro sentido.

En efecto, los investigadores principales que desarrollaron este producto, establecieron un procedimiento de solicitud de búsqueda a la ONITEM (Oficina Nacional de Marcas y Patentes) en el año 1991. La solicitud 300/91 con el título de "Aplicación de la toxina de alacrán contra las neoplasias malignas, virus y bacterias" con un campo de búsqueda AGIK 35/00.

Con fecha 14 de enero de 1995 solicitan a la ONITEM, certificado de autor bajo el título de "Componente antitumoral"; con el numero de solicitud 4/94. La certificación se hizo efectiva a partir del 15 de enero del 1995.

Como último procedimiento de legalización y registro, el CITMA (Ministerio de Ciencia, Tecnología y Medio Ambiente de Cuba), recibe el Certificado de Registro de Marca según Resolución 3136/1999 de la Oficina Cubana de la Propiedad Industrial[37].

Aclarando en su momento los aspectos legales el Lic. Bordier expresaba: *"el Estado lo ha reconocido y está aportando la ayuda que puede llevar adelante esta investigación. Tiene el apoyo de nuestro gobierno. El dueño del producto, en este caso, es Cuba. Soy el descubridor, pero es una propiedad de mi país, un patrimonio de Cuba.*

---

[37] www.ocpi.cu/documentosoo.html

Este medicamento es para el bien de la humanidad. Es una marca registrada por la Academia de Ciencias de Cuba y la patente es mía"[38].

Al menos en Cuba, donde el control del Estado es estricto, resulta absurdo que un procedimiento de desarrollo y aplicación terapéutica de un producto durante años y que fue objeto de los procedimientos legales de registro de marcar establecidos por la propia legislación cubana, ahora se vea sin consideración legal alguna, atendiendo a una Ley con fecha 1988. ¿Que tiene prioridad aquí?; ¿las estructura legal que regula la ONITEM, el CITMA y la Oficina de la Propiedad Industrial, o el Ministerio de Salud Pública?

Es evidente que ha primado en esto un completo desajuste, desorganización y sobre todo una forma arbitraria de ver y aplicar la Ley a destiempo.

La información sobre este preparado no constituye una evidencia científica documentada y reconocida.

38

http://www.perspectivaciudadana.com/011123/salud01.html

Desde su aparición este producto ha sido objeto de investigaciones en la Facultad de Ciencias Médicas de Guantánamo y en el Hospital General Docente [39] de esta región en el extremo oriental del país.

El estudio del Escozul, constituye desde hace tiempo un Proyecto de investigación y desarrollo aprobado por el Ministerio de Ciencia, Tecnología y Medio Ambiente (CITMA) y es dirigido por el Instituto de Oncología y Radiobiología del Ministerio de Salud Pública.

Por otra parte, existe una información amplia sobre sus efectos terapéuticos que puede ser consultada[40]. Y no han faltado detractores que califican al Escozul como un supuesto remedio, carente de base científica y de dudosa eficacia[41].

39
http://www.gtm.sld.cu/inst/hgd/Miswebs/servicio_de coloproctologia.htm
[40] http://www.esosul.com/informacion.swf
[41] Ricardo Cubedo "Escozul un timo contra el cáncer". Servicio de Oncología Médica, Clínica Universitaria Puerta de Hierro Madrid.http://elmundo.es/elmundosalud/2004/06/14 /oncodudasypreguntas/1087225714.html

Escozul fue probado con resultados alentadores en pacientes con VIH-SIDA en el Hospital Universitario de Mbora en Uganda. No sabemos cómo y bajo qué circunstancias de llevó a cabo este ensayo clínico en lugar tan distante.

Como último aspecto, al menos en este punto, queremos señalar que investigaciones conjuntas se han establecido entre la Facultad de Ciencias Médicas de la Provincia de Guantánamo y el Instituto de Biotecnología de la Universidad Nacional Autónoma de México (UNAM).

También la Institución científica Labiofam, ha participado en las investigaciones en relación al Escozul, la bioquímica Roxana Ríos Montt, miembro del grupo investigador de Labiofam explicó: *"el Escozul inhibe la proliferación de células tumorales en laboratorio, eso es lo que se ha demostrado"*. Los científicos se muestran cautelosos, pero la propia Roxana Ríos Montt reconoce que en la aplicación a enfermos durante los últimos 20 años *"se ha visto una mejoría de la calidad de vida de estos pacientes"*. La bioquímica Roxana Ríos Montt detalló que *"el próximo paso sería la identificación de un posible principio activo y la purificación del mismo y el futuro sería la biología molecular"[42].*

De manera que existe una abundante información y una cooperación evidente entre organismos e instituciones científicas. Pero no ha existido un núcleo jerárquico que lleve a feliz término la investigación; recordemos a las autoridades sanitarias cubanas que ellos mismos han participado directa e indirecta.

El producto No cuenta con la autorización sanitaria correspondiente.

En relación a esta afirmación de las autoridades sanitarias, debemos de señalar que instituciones como el Hospital Provincial Docente de Guantánamo y su Facultad de Ciencias Médicas así como el Instituto Nacional de Oncología y Radiobiología son instituciones dependientes del Ministerio de Salud Pública. ¿Quién entonces

---

[42] http://www.escozul.com/reportajes.html

[42]Ernesto Roque. "Algo más del Escozul". Habana.23 de noviembre 2004. www.cubanet.org / Diario Noticuba Internacional

autorizó la elaboración y empleo (en pacientes) del Escozul en estas instituciones donde se efectuaron ensayos clínicos con el producto?

No creemos que el Ministerio de Salud Pública y el Centro para el Control Estatal de la calidad de los medicamentos (CECMED) estaban ajenos al empleo del Escozul en nuestro país, sobre todo cuando fue utilizado en una muestra de pacientes tan numerosa.

El preparado Escozul No cuenta con el reconocimiento y la aprobación del CECMED para su uso médico.

Esta es una conclusión. Sin embargo, el documento del Ministerio de Salud Pública señala que: el Grupo Empresarial "Labiofam" conducirá una revisión con vista a un futuro registro sanitario como medicamento natural. Entre otras cosas este Grupo Empresarial debe de desistir de seguir comercializando el producto a través de otra compañía y proveyendo en un sitio de Internet en Panamá información sobre el mismo. www.escorpionazul.com.

En conclusión; el Escozul no es más que un tratamiento no convencional del Cáncer, y de estos tratamiento hay muchos en la literatura médica. Queda por demostrar cuan efectivo puede ser.

Como tal debe ser registrado; como un tratamiento complementario y alternativo.

Esto no excluye el continuar con las investigaciones en curso en la fase clínica según la metodología de investigación científica que establezcan los investigadores.

Los investigadores no han hecho del producto una forma de obtener ganancias, sin embargo hemos visto que en el extranjero algunos si lo han promovido con esta finalidad. Como pueden apreciar en: www.escorpionazul.com, www.escozul.cl, www.servimedchile.cl, www.cubaforhealth.com/cancer.

Hasta donde hemos podido analizar; hay un aspecto o muchos aspectos por aclarar en relación a esta Nota Oficial aparecida en tantos medios de prensa desautorizando este producto natural. Un periodista independiste tratando este asunto afirma: *"Hasta la fecha, el medicamento se entrega de forma gratuita, por lo que algunos coinciden en afirmar que existe algo detrás de la nota del Ministerio de Salud Pública*[43].

Siempre he dicho que los cubanos estamos sujetos a sobresaltos, incluso en el quehacer científico técnico; esta es una muestra de lo que afirmo. Después de más de 10 años de desarrollo y aplicación de un método de tratamiento alternativo; donde las autoridades sanitarias y científicas del país participaron de alguna forma directa e indirectamente, éstas mismas mediante una nota oficial dan por terminado el uso de un producto natural y lo descalifica.

Esperemos mejores noticias de este método , y superada la prueba del tiempo , este se utilice basado en la experiencia científica, y en su eficacia comprobada; de tal manera que se constituya en un método novedoso en el control del Cáncer , para bien de los pacientes aquejados de esta enfermedad. Incluso, si así se demuestra pueda ser de utilidad para pacientes aquejados de otras enfermedades; de tal suerte que alcance a todos.

Médicos Rehenes en Cuba.

Hace varios días recibí un correo electrónico en el cual se solicitaba una acción colectiva y de solidaridad para denunciar, en la próxima Asamblea Anual de la Comisión de Derechos Humanos de la Naciones Unidas en Ginebra, la violación del Derecho a emigrar, -establecido en el artículo 13 de la Declaración Universal de los Derechos Humanos -, por parte del Gobierno de Cuba al aplicar la así llamada: **Resolución 54** del Ministerio de Salud Pública en ese país.

La Resolución 54 impuesta por el Ministerio de Salud Pública (MINSAP) a mediados del año 1999, constituye la más eficaz acción punitiva del régimen, para legitimar el secuestro legal de un número significativo de médicos y profesionales de la Salud de Cuba; que aspiraban en aquel momento a emigrar legalmente por motivos muy diversos y a países también diversos. Esto no era nada nuevo, en la década de 60's y 70's el régimen empleó los mismos procedimientos sin escribir Resolución o Ley alguna.

En la década de los 90's, cuyo comienzo estuvo marcado por el Período Especial, se produjo un

Éxodo de profesionales quienes teniendo una *carta de invitación* de algún amigo o familiar en el extranjero y contando con los medios económicos para hacerlo; viajaban con distintos destinos para no regresar, cuando se les terminaba el tiempo que reglamentaba el *permiso de salida*. Existía la clara percepción de que el régimen aceptaba esta realidad e incluso la alentaba.

Siempre dentro de la permanente retórica del régimen Castro- comunista, están las consideraciones de que: *"los países capitalistas desarrollados, - a sabiendas -, promueven el "robo de cerebros" y no hay por qué aceptar que se beneficien de la inmigración de profesionales calificados cuya preparación la pagó el Estado de Obreros y campesinos".*

En realidad los médicos cubanos, - como cualquier otro profesional -, salen de Cuba para donde sea y a como dé lugar con tal de vivir en Libertad para dejar atrás una sociedad disfuncional y perversa.

He conocido médicos cubanos que viven y trabajan en remotos y empobrecidos lugares de África y Sudamérica y no precisamente como *"internacionalistas".* En estos casos el *"robo de*

132

cerebros' se producen en el contexto Sur-Sur, lo cual es ventajoso.

La promulgación, - *en secreto* -, de la Resolución 54 se produce en un momento en que se habían establecido los mecanismos que permitían la salida de los profesionales de la Salud, siempre y cuando contaran éstos con la aprobación del MINSAP en la persona del propio Ministro del ramo, lo que aún se conoce como: *"la liberación del Ministro"*. Además las personas en trámites para emigrar deben tener la *"Tarjeta blanca"* expedida por parte del Ministerio del Interior (MININT); siendo ésta última la aprobación definitiva por medio de la cual el régimen le permite, a cualquier ciudadano cubano, salir de la Isla-cárcel.

Cuando aparece y se aplica de inmediato con efecto retroactivo la Resolución 54, había cientos de profesionales de la Salud esperando por la *"liberación del Ministro"* y no aceptaban la idea de que una *"Ley"* se les aplicara después que sus gestiones de salida habían progresado, incluyendo la Visa del país que los recibiría.

Esto trajo consigo que se creara una Oficina en la Dirección Provincial de Salud en La Habana, para atender a tantos médicos que reclamaban su pronta autorización de salida, mientras conocían de una *secreta* Ley o Resolución Ministerial que los podía enviar a trabajar 5 años donde el Sistema Nacional de Salud lo creyera de utilidad. Esta Oficina era atendida por personal mitad *agentes* mitad funcionarios de Salud.

Allí fui en tres ocasiones, sobre todo para conocer de primera mano este injusto proceder de las autoridades que amenazaban a cientos de médicos pendientes del permiso de salida, con un periodo de 5 años de *"trabajos forzados'* antes de permitirles salir de Cuba. Durante mi tercera visita allí, un funcionario envarado me hizo pasar a su Oficina y me dijo: *"que no tenía que ir allí, que mi situación se atendería y recibiría la respuesta, sólo tienes que llamar"*, me dio el número de su teléfono y me despidió cortésmente. Buen argumento para alejarme de allí y así lo entendí.

Y es así que se hace una *"Ley"* o *"Resolución"*; que no se puede leer y no la conocen ni los Abogados u otros funcionarios. Se mantiene a escondidas y sólo se lee en los Consejos de Direcciones Provinciales de Salud. Llegué a saber que se guardaba bajo llave y sólo había un original, éste se leía a los Directores de las instituciones más importantes de Salud para que se trasmitiera su contenido de forma verbal a los interesados.

Cuando algún médico pedía una copia, se les decía que estaba prohibido darla a conocer por escrito.

Y es que esta *Ley o Resolución* mantenida en secreto y aplicada en "público", es decir con conocimiento de todos los implicados, era y aún es, una burda y grosera violación del Derecho. Quienes la hicieron lo sabían, quien la aplicaba también.

La puesta en práctica de la Resolución 54-99 generó múltiples y muy variadas reacciones. Aunque no sabemos el número de médicos en trámites para salir del país cuando fue autenticada la Resolución en julio de 1999. Considero que el número de médicos en Cuba por aquel entonces era de 66,505, para un índice de 168,2 por habitantes. Una fuente no verificable por aquellos días de mediados de 1999, - que trabajaba como funcionario en una Dirección Provincial del MINSAP -, me aseguró que estaban en esta situación, unos 3,800 profesionales de la Salud.

Lo cierto es que esta Resolución 54-99 con estructura de Ley tan rígida como arbitraria, tenía como signo distintivo el más absoluto secretismo. Muchos interesados buscaban el texto de la *"Ley de los médicos que quieren irse"*, es decir de la

Resolución 54, pero el texto era guardado por las autoridades del MINSAP para mantener de su lado el control y sembrar las dudas y el desconcierto del otro lado, esto es, de los médicos interesados en emigrar.

El problema se reducía a tener el texto de la Resolución 54. Por aquellos días los periodistas independientes sabían que sin el texto nada podían opinar sobre tan injustas medidas. Muchas veces cuando me pedían mi opinión les decía tanto a médicos como a periodistas independientes ó público en general: "¿Y dónde está el texto?".

Un día de finales de septiembre de 1999 se me acercó quien por aquellos tiempos era un hábil periodista independiente. *¿Te interesa el texto de la Resolución?, me preguntó. Seguro,* le dije. *Bueno,* - agregó -, *está en esta dirección,* y me alcanzó en un papel una dirección en la barriada del Vedado.

Allí me fui bien temprano al día siguiente para evitar cualquier control. Al llegar a la dirección subí al 2do Piso de un Edificio típico del Vedado construido en la década de los 50's. Me recibió una joven y bella *Mamá* que se apresuraba en ordenar su modesto apartamento. Atendía a un periodista independiente que allí se encontraba y cuidaba de dos niños pequeños. Minutos después llegó Raúl Rivero, quién tomó asiento sin intercambiar saludo alguno y en silencio fumó un cigarrillo.

Me dirigí a la joven: -"*Ud. sabe por qué estoy aquí*". - Si, me contestó, para entregarme casi de inmediato una hoja de papel gaceta con el texto escrito a máquina de la Resolución 54. Una Secretaria, debo de suponer de alguna dependencia del MINSAP, la había copiado rápidamente y la había entregado para su conocimiento público.

Aquel texto lo re-escribí sin cambiar nada pero modificando el estilo mecanográfico y ya en la tarde tenia media docena de copias. Una de esas la entregué a una joven amiga quien la fotocopió hasta hacer unas 20 copias más en una dependencia del Ministerio de Cultura. Al día siguiente, y a pesar de que se me había pedido discreción con este texto, estaba haciendo circular unas 26 copias. Nada, sólo se enterarían dos personas "*los negros y los blancos*".

Una semana después me pidieron participar en un programa radial sobre la Resolución 54; con los textos de ésta y otros documentos, intervine en octubre del 1999 en un programa de Radio Martí donde compartí con otros dos panelistas. En aquel programa, – y considerando que ya se aplicaba de forma inflexible la Ley-Resolución 54 –, expresé lo siguiente: *"al utilizar la Resolución 54 como método que atenta contra el Derecho, las autoridades del MINSAP en Cuba están empujando a los médicos a las balsas; ahora los profesionales de la Salud que deseen emigrar se convertirán todos sin excepción en candidatos a balseros".*

Las reacciones no se hicieron esperar; algunos médicos comenzaron a visitarme y otros solicitaban su incorporación al Colegio Médico Independiente. Mi casa se convirtió en el punto de encuentro de muchos médicos molestos por las nuevas medidas. Sin que fuera mi intención, todo aquello de forma indirecta le *"serruchaba el piso"* al recién estrenado Presidente del Colegios Médico Independiente, que había sido instalado en ese cargo con la complicidad del Departamento de la Seguridad del Estado (DSE), - y también -, gracias a la desidia y al colaboracionismo de algunos *"disidentes".* Y esto lo conocía muy bien.

En otro orden de cosas, el Ministerio del Interior me informó en las Oficinas de Inmigración que: *"por orden el Mando Superior, no podía salir del país".* Mi esposa si podía hacerlo. Esto les generó un conflicto de intereses. Por un lado al negarme la salida del país se enfrentaban a la realidad de un liderazgo espontáneo en el Colegio Médico, - algo que no esperaban -, y que minaba el trabajo del DSE durante los últimos 3 años para poner allí al *médico –agente* como Presidente. Tres semanas después me enviaron por correo ordinario el *permiso de salida o tarjeta blanca.*

En su momento la Resolución 54 originó cartas de protesta, ayunos cívicos y hasta la incorporación de algunos médicos a la disidencia. A veces de modo público y otras discretamente.

Un ejemplo de una de las manifestaciones de protestas fue ésta: *"El gobierno cubano y el Ministerio de Salud Pública cubano continúan aplicando de forma arbitraria con rigor y sin respaldo de la ley, la política que por Resolución 54-99 fue dictada y se implementa sobre los trabajadores del sector de la salud para poder viajar al exterior".* Esta protesta estaba firmada entre otros por: el Dr. Pedro Arturo Veliz y la Sra. Odilia Collazo. Sobran los comentarios.

Las argumentaciones jurídicas de la reubicación y retención de los médicos son, y sigue siendo la Resolución 54. De forma adicional existen orientaciones internas de fecha 12-04 cuyos textos no conocemos.

Sabemos que esta Resolución injusta y violatoria del Derecho, sigue generando reacciones de condenas. Es por eso que pretendemos concluir este artículo que en sí mismo no agota el tema, y así lo haremos, citando el Comunicado del Centro de Salud y Derechos Humanos "Juan Bruno Zayas" en Ciudad de la Habana, dado a conocer el 8 de marzo del año en curso. En dicho Comunicado se expresa:

"El gobierno cubano obliga a miles de profesionales de la salud a permanecer en el territorio nacional en condición de REHENES, en franca violación de lo consignado por el Artículo 13-2 de la Declaración Universal de Derechos Humanos, de la cual Cuba es signataria, así como el Artículo 35 de la propia Constitución de la República de Cuba, vigente desde 1976".

"Estas personas, que en su mayoría poseen visas con autorización para entrar a otros países, son despojados del derecho a viajar libremente por medio de la Resolución 54 de 1999 del Ministerio de Salud. Prohibición que se extiende por un tiempo no menor a los 5 años a partir de la solicitud de salida".

"El Centro hace un llamado a las Organizaciones de Derechos Humanos en particular, y a la

Comunidad Democrática Internacional en general, para que les exijan a las autoridades cubanas el cese de tales restricciones, y que se reconozcan y respeten los derechos y libertades fundamentales de las personas".

Médicos repugnantes y dañinos a la Revolución.

Repugnantes y dañinos a la Revolución son algunos de los calificativos que utiliza el régimen castro-comunista en el trato consular que suele dar a sus nacionales, médicos de profesión, radicados en el extranjero y que desean viajar a la Isla-cárcel.

Y es que el problema, que no es nada nuevo, se agudiza con la entrada en vigor de las nuevas medidas anunciadas por el régimen de La Habana en ocasión de la celebración en esta capital de la conferencia: *"La Nación y la Inmigración"*. Las medidas, entre otras cosas, permiten a los cubanos radicados en el exterior, viajar a Cuba sin necesidad de una Visa de entrada, pero eso si con un *"pasaporte habilitado'* que es, *el mismo perro con diferente collar.*

La historia comienza por los 60's. El régimen estableció sin margen de dudas su condición de Estado-Patrón y controló el siempre libre ejercicio de la práctica médica. Los médicos pasaron a ser, como el resto de la población laboral, asalariados dóciles del Estado.

Cuando muchos de estos médicos optaron por emigrar, al agravarse la situación político-económica del país a principios de la década del 60's y porque, entre otra cosas, ya se había declarado el carácter socialista de la Revolución; se vieron imposibilitados de salir de Cuba al producirse el cierre de la compañías aéreas que operaban entre Cuba y los Estados Unidos de forma intempestiva. Esto ocurrió a raíz de los eventos de la Crisis de los misiles en el 1962.

Estos médicos no *"formados"* por y en la Revolución, pero candidatos a *"desertores"* se les sancionó a trabajar en lugares inhóspitos y alejados de sus familias .Recuerdo por aquellos tiempos la frase empleada para calificarlos: *"están castigados por querer irse del país"*. Permanecían en esos lugares alrededor de 7 años bajo el estricto control de los funcionarios partidistas siempre prestos a ensañarse con ellos y aplicarles la sanción laboral más severa si incurrían en el más leve error en su trabajo diario.

Cuando finalmente lograban irse llevaban consigo, además del tiempo perdido y las carreras truncadas, sus amarguras y frustraciones siempre difíciles de desprenderse de ellas para convertirse en inmigrantes a destiempo. No creo que a estos les interesó en algún momento regresar, por lo demás, no había por ese tiempo *"pasaporte habilitado"*

Los médicos *"formados"* por (o en) la Revolución, si deseaban emigrar no podían hacerlo bajo ninguna circunstancia. Eran *"frutos"* de la Revolución, ésta los había *"formado"* .El costo económico de su formación había corrido por su cuenta, en tal sentido, eran *"privilegiados"* que adquirían la condición de esclavos; los hijos de la Revolución tenían que correr la misma suerte.

Pero muchos no querían vivir la experiencia revolucionaria .Aquellos, paradójicamente más proclives a la ideología revolucionaria, militantes aguerridos, soldados incondicionales de la Revolución y forjados en la lucha; aprovechaban la primera oportunidad de un viaje oficial con motivo de algún Curso o Congreso en el exterior para bajarse del avión en Gander o Barajas y poner espacio de por medio entre la Revolución y su anatomía. Recuerdo en mis tiempos de estudiante cuando se conocía de estos casos de *comunistas-sarampionosos*, que hacían una opción preferencial por el capitalismo salvaje. El choteo era mayúsculo.

Durante la década de los 70's y 80's, al incrementarse el número de misiones médicas cubanas en África y otras latitudes, el número de médicos también aumentaba y con ellos las posibilidades de deserciones. Las misiones internacionalistas constituyeron y aún constituyen una posibilidad para emigrar de los profesionales cubanos en general. Esto aumentó la presencia de esa población profesional calificada por el régimen de "*desertores*" y a los cuales se les prohíbe ingresar a Cuba o reunirse con sus familiares. Estos médicos caen dentro de la categoría de "*desahuciados*" pudiendo regresar a la Isla si tienen suerte o le conceden una especie de perdón, que nadie sabe quién o qué organismo e institución lo otorga.

Al principio de la década de los 90's ocurre el fenómeno más interesante en la compleja situación social de Cuba por aquellos tiempos. Con la caída del Muro de Berlín y la subsiguiente desaparición del campo socialista, el régimen castro-comunista ejecuta uno de los más paradójicos pero eficientes procedimientos para aliviar la tensión social existente. Miles de profesionales salieron de Cuba y entre ellos muchos médicos que se instalaron en otros países a trabajar sin perder el vínculo con su país de origen y las representaciones diplomáticas y consulares de Cuba. Se conoció como el "*Exilio de Terciopelo*" y a esta categoría no faltaron los "*esclavos de bata blanca*" que creyeron que una carta de invitación y un contrato de trabajo en el extranjero los haría libres. No fue así. Nunca entenderé esta movida del régimen al permitir la salida de tantos nacionales con sólida formación profesional, sólo porque tenían una carta de invitación o un contrato de trabajo. Fue parte de una solución de un problema mayor, evitar un estallido social.

No debemos de pasar por alto que, en relación a los dos éxodos masivos, esto es, Mariel/1980 y la Crisis de los Balseros del 1994, muchos profesionales de la Salud aprovecharon para escapar de la Isla. En el caso del Mariel, el régimen al percatarse del flujo de profesionales que salían le puso fin de inmediato controlando esto por medio del chequeo del registro laboral adjunto al carné de identidad. En el caso de los balseros del 1994, muchos médicos optaron por esta travesía, pero el éxodo tuvo un fin que todos conocemos.

De todo lo anterior se infiere que existe una población de inmigrantes cubanos, médicos de profesión, radicados en el extranjero. No existen cifras estadísticas, pero debe ser un número considerable de aquellos que optaron por vivir en Libertad aunque no la obtuvieron del todo. Atrás quedaron en muchas ocasiones una familia-rehén

146

que sufre las consecuencias y penalidades del carácter vengativo del régimen.

Hoy muchos de los médicos radicados en el extranjero desean regresa de visita a su país de origen pero se ven imposibilitados de hacerlo, incluso cuando según las nuevas regulaciones, no necesitan un Visado de entrada. El problema no es nada nuevo, el régimen castro-comunista se niega a re-habilitar a los "*desertores*" y les recuerda a los integrantes del "*exilio de terciopelo*" que su condición implica transitar por los caminos de la lealtad a la Revolución, mientras les recuerda a otros que son "*repugnantes y dañinos a la Revolución*".

En Chile los médicos cubanos comenzaron a llegar entre 1995-1999, cuando unos 278 profesionales revalidaron sus títulos. Alrededor del 2001 el número de médicos cubanos se establecía en unos 1 000. En el año 2003 tuve la oportunidad de hablar con un médico cubano recién radicado en Miami y que antes trabajaba en Santiago de Chile, éste me aseguró que el número de médicos cubanos en Chile supera los 2 000. Estos médicos han notificado de una Ley secreta de la dictadura Castro-comunista que les prohíbe viajar a Cuba a visitar a sus familiares , lo cual implica un exilio forzoso para aquellos que pensaron que , habiendo salido con un permiso de Inmigración y estando establecidos en Chile, podrían viajar libremente a Cuba . No ha sido así, y esto ha ocasionando protestas de la comunidad médica cubana en Chile.

Otro tanto ocurre en Brasil, donde fueron enviados un buen número de médicos a establecer en algunas zonas el Plan del Médico de la Familia y en otros casos emigraron según los mecanismos antes expuestos. La situación parece ser más dramática y se refleja en la denuncia dada a conocer por ellos y que a continuación trascribimos:

"Desde Brasil queremos notificar la persecución a que estamos sometidos los médicos desertores de la tiranía castrista. Desterrados, con entrada a Cuba prohibida indefinidamente, con esposa e hijos retenidos en la Isla; somos otra de las muestras vivas del odio y la antihumana política del régimen dictatorial cubano".

"Llegamos a este país como esclavos, obligados a enviar el 80% de nuestro salario, controlados por la Embajada Cubana...... Desde que desertamos y pedimos asilo pasamos a ser perseguidos por la Embajada, ahora con el Sr. Jorge Lezcano como

máxima autoridad, y su ejército de sátrapas de tropas especiales con fachada de diplomáticos".

"Denunciamos el uso de los médicos cubanos en este país, para apoyar compañas políticas en estados de norte y nordeste, como manifestación de interferencia en asuntos de otro estado. Denunciamos los turbios negocios fraudulentos de la Embajada Cubana en Brasil, vendiendo medicamentos a precios irrisorios, mientras el pueblo cubano carece de ellos en los hospitales. Denunciamos los negocios fraudulentos de la empresa cubana LabioFam,........ Denunciamos la flagrante violación de los derechos humanos al prohibirnos visitar nuestros seres queridos .Reclamamos en derecho a la reunificación familiar, solicitando libertad para los niños retenidos en Cuba, hijos de médicos que desertamos de la esclavitud y luchamos por la democracia y las libertades del ser humano".[44] Médicos Cubanos en Brasil 1

También los médicos cubanos radicados en Europa son objetos de todo tipo de tropelías y abuso a su dignidad y derechos; como puede conocerse en un documentado artículo aparecido

---

[44] Médicos Cubanos en Brasil. Denuncia. Siglo XX. Abril 2002

en la prensa digital[45], y es que los médicos cubanos residentes en naciones europeas tampoco son elegibles para viajar a la Isla con su pasaporte "habilitado", solo por eso, por ser médicos.

Los propios periodistas independientes en Cuba nos recuerdan de la condición de los médicos allí, que han podido estudiar y alcanzar esta categoría profesional *"gracias a la Revolución"*, esos son usados por esta Revolución como medios básicos de ella[46]. Las limitaciones actuales para aquellos médicos domiciliados en la Isla que deseen emigrar indican sanciones por deslealtad política[47]. ¿Entonces?, ¿Por qué nos sorprende cuando *"la mano larga de la Revolución"* se extiende hasta los médicos residentes en el extranjero recordándoles sus deslealtades políticas?

Crecimos y nos formamos al amparo dañino de una Revolución que pisotea el Derecho y enturbia

---

[45] Denuncian médicos exiliados la negativa del gobierno a permitirles visitar la Isla, por Michel Suárez. www.cubaencuentro.com/sociedad/noticias 06/19/2004
[46] Médicos Cubanos, ¿medios básicos del gobierno comunista? Por: Pablo Pacheco, PSD. Ciego de Ávila, Cuba 08/2000
[47] ¿Médicos o Esclavos? por Dr. J.L García Paneque, Agencia Libertad. Las Tunas. Cuba.

toda nobleza, creíamos que con sólo obrar de buena fe encontraríamos el derrotero correcto para la práctica de nuestra profesión. Viciaron nuestra capacidad de obrar, no nos engañemos, donde quiera que estemos no sólo nuestros familiares son rehenes de un régimen vengativo que no duda en aplicar su poder. Aquí no hay exilios ni exiliados distintos, el optar por establecerse en otro país, lo cual es uno de los derechos básicos, te hace merecedor del calificativo de *desertor* y como tales son tratados cualquiera que sea el tiempo pasado fuera de Cuba.

Lidiamos con un régimen vengativo y como señala uno de esos médicos "desertores" de las "solidarias" y desinteresadas" misiones internacionalistas en África: *"El régimen (de Castro) ha fracasado en todo lo que ha intentado, pero conserva una gran capacidad de venganza. Castro disfruta vengándose, y aun conserva una gran capacidad para hacerlo*[48]. Así que si eres médico *escapado,* serás siempre médico *sancionado,* e iras a engrosar una secreta "lista negra" a la cual solo tienen acceso los funcionarios del Ministerio de Relaciones Exteriores de la Dictadura.

---

[48] Propiedad del Estado. (entrevista). Víctor Llano. Libertad Digital.

¿Hasta cuándo seguiremos transitando en este doloroso Exilio, entre las falacias y las arbitrariedades del régimen? Salir siempre es un acto de Libertad para aquellos que definitivamente se desembarazan del régimen y no se dejan manipular por los mecanismos que ensombrecen la dignidad y fracturan el decoro; como eso de "*habilitarme*" un pasaporte para tener derecho a viajar a mi Patria.

Para aquellos que nos negamos a vivir sin decoro nos espera un regreso promisorio, y ya libres experimentaremos el reencuentro coronado por la virtud de la cual nunca se dudo, el amor que nunca se perdió y el recuerdo que nunca fue apartado. En definitiva, "*no hay Patria sin Virtud*" y a una Patria plena de virtudes aspiramos.

Médicos Cubanos en Venezuela.

Considero que es una cifra conservadora el fijar en más de 52 000 médicos, enfermeras y técnicos de la Salud cubanos, que han servido como trabajadores internacionalistas en las cuatro últimas décadas en unos 93 países. La historia parece comenzar el 24 de mayo del 1963 cuando una Brigada de trabajadores de la Salud llegó a Argelia,- y no precisamente fueron médicos los que llegaron a Argelia-, un país recién independizado de Francia y enfrentando un conflicto territorial con su vecino, Marruecos.

La historia de la ayuda *"solidaria y desinteresada"* del gobierno de Cuba enviando profesionales de la Salud, nacía vinculada a un conflicto militar y a fuertes intereses políticos. Así fue y no hay duda que sigue siendo así. Un gesto de apariencia desinteresada deviene en manipulación política en el mejor de los casos.

Tengo la certeza de que el asalto al poder que se produjo en enero del 1959, trajo consigo un rapto de la sociedad civil cubana en sus mejores aspectos y logros. La naciente Dictadura por aquel entonces se apropió de la solidez y prestigio de la bien denominada Escuela Cubana de Medicina y esa apropiación incluía no sólo el talento, sino también las nobles virtudes y el indiscutible prestigio profesional de la clase médica cubana.

Hoy la historia se detiene en Venezuela, cifras aceptables señalan en más de 10 400 médicos cubanos radicados en Venezuela en una misión denominada "Barrio Adentro". Considero que es la dislocación mayor de médicos cubanos establecido en un país foráneo, superando al escenario especial de Angola en la década del 70, en medio de un conflicto militar que incluía todo un ejército de intervención también cubano; o en la Nicaragua de los 80's, tan importante en el orden político para La Habana, empeñada en establecer la dictadura Sandino-comunista a lo que diera lugar. En 1987 éramos 328 cooperantes en la Misión Médica Cubana en Nicaragua y esto incluía: los médicos, técnicos, enfermeros y personal administrativo; cifra insignificante en comparación con la presencia de los médicos cubanos actualmente en Venezuela.

Los médicos cubanos en Venezuela, - en número tal-, supone la importancia que reviste para el régimen de La Habana consolidar en el orden político al gobierno de Hugo Chávez, fortaleciendo su discurso social e introduciendo un modelo de asistencia médica en y hacia los barrios más desfavorecidos y localizados en los núcleos urbanos más importantes del país. Pero este no es sólo el objetivo propuesto. El intercambio comercial, muy ventajoso para el régimen Castro-comunista, supone garantizar un producto de intercambio que es el trabajo que representa más de 10 000 médicos y el envío y atención especializada de pacientes venezolanos en Cuba, para recibir asistencia médica y tratamientos en las privilegiadas facilidades hospitalarias y de asistencia de Salud en general; establecidas desde hace mucho tiempo y destinadas al floreciente Turismo de Salud en la Isla.

Se trata de intercambiar asistencia médica por barriles de petróleo (más de 50 000 barriles diarios) y divisas fuertes; que han sido unas de las múltiples vías de reanimación y mantenimiento de la empobrecida economía, que administra la ya demasiado prolongada dictadura del Caribe.

La sociedad venezolana dividida en sí, se sumerge en una amarga disputa con relación a la presencia de tan numeroso grupo de médicos extranjeros, cuestionando su presencia y descalificándolos como profesionales. El gremio médico local establece que es necesario realizar acciones legales contra los cubanos que están ejerciendo en el país la Medicina y llama a defender los Hospitales y la profesión, no permitiendo que lleguen a los hospitales los médicos cubanos. También y mediante un comunicado, la Confederación Médica Latinoamericana instó al gobierno de Hugo Chávez a restituir la legalidad en el ejercicio de la Medicina en Venezuela y a suspender el plan de Salud *"Barrio Adentro"*.

Estos médicos hacen algo más que atender enfermos, es el argumento más válido para descalificarlos, después de considerar y afirmar sin reservas que no son médicos. El periodista Uberto Mario, que desertó de la Oficina de Prensa de la Embajada de Cuba en Venezuela señalaba que: *"los médicos tienen la orden de invitar a las familias de los barrios donde trabajan a ver videos con discursos del Coma-andante y los avances sociales de la Isla"*; vivir en barrios marginales en Venezuela y tener que ver y oír discursos de Fidel debe ser algo traumatizante. Que existe una intención manifiesta de influir en el escenario social de un país utilizando sobre todo a los profesionales de la salud devenidos "internacionalistas", manipulándolos para ofrecer un producto político de dudosa procedencia y cuestionable eficacia; eso lo sabemos muy bien los cubanos, y sobre todo los profesionales que hemos participado en las denominadas "*misiones internacionalistas*". Pero si dejemos claro, que el descalificar a los médicos cubanos a nada conduce; **el problema anda entre dictadores.** El médico es una pieza más en el complejo engranaje que es el desempeño de las apetencias políticas de las dictaduras.

Esas piezas son utilizadas con eficacia. He leído artículos de prensa donde dicen que los médicos "*han llenado de esperanzas las montañas de miserias y a millones de pobres que ahora se sienten como seres humanos, sólo porque un joven de bata blanca los visita en su casa, atiende a la familia y no cobra un centavo*". Otro articulista califica a los ataques a estos médicos como: "*el despiadado ataque mediático, xenofóbico y racista*". Una madre venezolana argumenta, según un periodista, cuan beneficioso fue seguir las instrucciones de un médico cubano con relación a la alimentación de su hija, colmando de "*santidad revolucionaria*" algo cotidiano en la práctica médica.

Los médicos cubanos en Venezuela, son eso: **médicos debidamente formados y a la vez utilizados por un régimen dictatorial.** Son profesionales de generoso sentir que pueden ser manipulados y convertidos por obra y gracia de esos oscuros mimetismos; en comisarios políticos de ocasión, agentes encubiertos, gigoló de Embajadas, e incluso soldados de infantería. Todo esto puedo afirmarlo porque así lo vi y lo experimenté en Nicaragua donde trabajé como Médico durante 18 meses; experiencia que ocupará un artículo futuro. Pero cualesquiera que sean los calificativos, la suerte está echada para ellos; como me decía una médica venezolana: *"sean lo que sean tendrán que salir, tendrán que irse".*

Los médicos cubanos, herederos de una rica tradición científica y de formación médica que viene desde antes de 1959,- herencia aprovechada por el régimen-, transitan por el difícil sendero entre las nobles intenciones y la imposición, entre la escasez y privaciones y las migajas que ofrecen ambos regímenes; entre los sueños de desertar-emigrar, y las presiones afectivas de familias que quedan siempre en la isla-cárcel, a la espera de su regreso.

Parejo con esto hacen su labor con apego al mejor hacer de la práctica médica, mostrando dedicación y constancia cualesquiera que sean las condiciones; atacarlos no es justo. No es bueno dar rienda suelta a las pasiones políticas, descargando las amarguras y frustraciones sobre aquellos que también son víctimas. En Nicaragua fui testigo de cómo muchos expresaban su odio por los Sandino-comunistas, incluso fueron víctimas de sus desmanes, cuando se acercaban a los médicos cubanos les hacían saber que no les interesaban el comunismo pero si les interesaban ser atendidos por ellos.

¿Cuál sería un posible escenario futuro para estos médicos? Bueno, debe ser algo mejor que las opiniones de un periodista venezolano, quien con incisivas palabras expresa: *"En realidad necesitamos de todo. Manden lo que puedan. Se ofrece, además de dólares para el Amo, las tres comidas y jabón. No hace falta currículos"*.

Un posible escenario futuro para estos médicos teniendo en cuenta la cambiante situación política de Venezuela, es la salida paulatina tal y como ocurrió en Nicaragua cuando fueron firmados los Acuerdos de Esquipulas, que discretamente se fue reduciendo el número de cooperantes internacionalistas tanto los de las misiones militares como las civiles.

De producirse un enfrentamiento y la sociedad venezolana se vea envuelta en un conflicto armado; debe de existir un plan de contingencia elaborado por los militares cubanos en Venezuela que prevé, si estos se suman o no al sector oficialista y combaten o se pone en efecto un plan de evacuación de todo el personal a través de un país fronterizo. Esos planes los vi en Nicaragua y nada me hace suponer que estas estrategias puedan haber sido cambiadas.

Quiero pensar en un escenario futuro en que los pueblos puedan desembarazarse de los Dictadores de insano proceder, o de crueldad infinita y apego permanente a lo atroz; para dar paso a enriquecedoras sociedades democráticas donde los profesionales médicos cubanos y venezolanos puedan tomar contacto, reconocerse y tal vez,- por qué no-, trabajar unidos, superando las amargas experiencias de eventos políticos tan extraños a la magnánima práctica médica.

Descifrando

He leído un interesante artículo titulado: *"Los cubanos también votaron en el RR"* (Referendo Revocatorio) de la periodista venezolana, Thamara Nieves, publicado hace algunos meses, por enero del presente año para ser exacto-, en la Revista: *Descifrado en la Calle.*

Digo interesante y lo es. Parte la talentosa articulista, de una rigurosa y hábil investigación que consistía en dar seguimiento a conversaciones telefónicas, frases y expresiones de cubanos en Venezuela para llegar a conclusiones, que si bien no nos sorprenden, si resultan en el contexto venezolano, aleccionadoras.

En el análisis de los presupuestos y resultados de este artículo de investigación, conviene señalar tres consideraciones básicas: una aclaración necesaria sobre imprecisiones de la autora en el artículo de referencia, el control de las llamadas telefónicas como búsqueda de un *estado de opinión* y la participación política de los cubanos é influencias de estos en sectores o áreas que la autora considera *neurálgicos* de la sociedad venezolana.

Unas aclaraciones necesarias:

Citando mi artículo: *"Médicos cubanos en Venezuela: Galenos o comisarios políticos"*; publicado en el periódico digital independiente, Diario NotiCuba Internacional; la periodista venezolana señala lo siguiente: *"El testimonio de un médico cubano, tilda de xenófobo a los venezolanos por rechazar esta misión"*. Esto, como se puede apreciar en mi artículo, es inexacto e injurioso. Es otro autor al que cité cuando digo: *"otro articulista califica a los ataques a estos médicos como el depravado ataque mediático, xenófobo y racista"*. Léase cuidadosamente el artículo en el cual se citan opiniones muy diversas, pero nunca se califica a los venezolanos de xenófobos.

En otro orden de cosas y considerando la extensa cita a mi artículo, ésta incluye una frase que de hecho la atribuye al texto cuando no es así, la frase en cuestión dice: *"este apoyo se extendió a los rebeldes del Salvador"*. En ningún momento tratamos de relacionar la presencia de los cubanos en Nicaragua con la ayuda que éstos prestaban a los guerrilleros salvadoreños del FMLN, no tenía ni tengo suficientes elementos para considerar esto en mi artículo y no era mi objetivo cuando lo escribí. Hechas estas aclaraciones necesarias, pasemos al artículo.

Estados de opinión, chequeos de la correspondencia y llamadas telefónicas:

El control y la vigilancia de los cooperantes o internacionalistas cubanos donde quiera que estén, son intensa y considera todos los aspectos de las relaciones y los medios para comunicar opiniones e ideas. Estamos de acuerdo que, *"estos tienen un régimen bastante estricto de vigilancia en Venezuela"*. Es así, en Nicaragua un agente de la contrainteligencia militar cubana me aseguró que el chequeo de la correspondencia que envían los cooperantes a la Isla es rutinario. Se revisa una muestra tomada al azar que representa el 5 % de toda la correspondencia. *"No te imaginas las cosas que se leen"* me dijo con tono picaresco, para agregar, *"pero nos interesa sólo los asuntos de política"*. Allí conocí de un médico internacionalista en Nicaragua que fue despachado a La Habana por escribir a su familia *opiniones comprometedoras*.

"Aquí todo está tranquilo", es la expresión más frecuente de los cooperantes cubanos a sus interlocutores en la Isla en sus frecuentes llamadas telefónicas. Frases y exclamaciones de apoyo a

Chávez también abundan, y una rara expresión que en boca de un cubano pasa por el relajo: *"cinco años más de libertad"*; todo esto, porque Chávez había ganado el referendo revocatorio. Después de 40 años de Dictadura, los cubanos aprenden a expresarse con una fina ironía y un cinismo rampante que muchas veces expresa lo contrario de lo que quieren decir.

La articulista Thamara Nieves se asombra de la frecuencia con que los cubanos que trabajan en Venezuela hacen llamadas a la Isla, considerando el alto costo de estas llamadas. Dudo que los internacionalistas cubanos paguen esas llamadas(a razón de 0.50 dólares por minuto); investiguen esto, porque estoy seguro que esa factura la paga el gobierno de Chávez. En la empobrecida Nicaragua de los sandinistas, nunca los internacionalistas cubanos pagaron por una llamada a Cuba.

Partimos de las premisas de que estas llamadas telefónicas: no se pagan, son monitoreadas por los sistemas de escuchas de la Dirección General de Inteligencia cubana, y representan una forma de obtener un *estado de opinión* que permite hacer evaluaciones precisas de los cooperantes internacionalistas y de la población en general. Recomiendo leer mi artículo: *"Armas de penetración masiva"*; para tener una idea de lo que digo. Por último, el control de las comunicaciones en Venezuela está ya en manos de la Inteligencia cubana, sino controlada, por lo menos *penetrada*.

En la Nicaragua sandinista, los *técnicos* cubanos operaban dentro de la Empresa de Telecomunicaciones; además que contaban con un sistema de comunicaciones mediante microondas con enlace al *sistema del litoral* en Cuba. Hacían uso de un código de salida para llamadas al exterior (se supone a Cuba) para aquellas personas de confianza que aparecían en un listado. Era el Código 35. El 2do. Jefe de la Misión Médica Cubana en Nicaragua (1988) utilizó este código para hacer una llamada a los Estados Unidos, pocos días después fue detenido y enviado a La Habana. *"Tenía dolor de muelas y lo mandamos a atenderse a Cuba"*, dijo con sorna, el agente principal que controlaba y vigilaba a los médicos cubanos en Nicaragua.

Los deseos e ilusiones que el artículo señala al considerar estas llamadas telefónicas a la Isla, son los intercambios propios de personas que,- como los cubanos -, han vivido en una sociedad de privaciones y temores. Si los regalos que los cubanos prefieren son los electrodomésticos, juguetes, muebles y calzados y éstos, pueden que

165

lleguen a deslumbrar a médicos, maestros y deportistas; no hay porqué extrañarse. Tal vez ahora los venezolanos se enteren que hay niños cubanos nacidos en las últimas dos décadas que no conocen un juguete.

En Nicaragua, durante el período sandinista, era sumamente grave aceptar un regalo y cuando era recibido tenía que ser considerado por la dirección de la Brigada y el Secretario del Partido Comunista (PCC), antes de permitir que el cooperante hiciera uso del mismo; sobre todo si era un electrodoméstico. Por las informaciones que tengo, esto no sucede en Venezuela, y los cubanos pueden aceptar y enviar o llevar cuánto artículo que tengan a bien haber recibido .Veo que hay un amplio traslado de *especias* de todo tipo de Venezuela a Cuba. La *pacotilla* ha aumentado tanto en cantidad como en calidad.

No obstante el artículo investiga ,- a punto de partida de opiniones tomadas de llamadas telefónicas a Cuba -, la distribución de los cooperantes o internacionalistas cubanos en el territorio de Venezuela; relacionándolo con el grado de pobreza, analfabetismo y privaciones sociales en algunas regiones donde están ubicados. Las palabras de estos cubanos muestran sus anhelos, temores y quejas. También demuestran hasta qué punto están manipulados, vigilados e incluso vituperados; en la medida en que viven en una sociedad donde una buena parte de sus integrantes, no los aceptan.

Participación e influencia en la Sociedad venezolana:

La periodista, Thamara Nieves, a modo de conclusión de su reportaje de investigación, señala: *"El resultado permite concluir que tienen (los cubanos) cédula, que están vigilados, que son movilizados para las manifestaciones y que votaron. El otro resultado es la ubicación estratégica de los contingentes cubanos en empresas del Estado y cerca de todos los aeropuertos y aduanas".*

El grado en que se han involucrado los cooperantes cubanos en Venezuela es sorprendente, siempre lo he dicho. El Sátrapa cubano está jugando con todas las fichas en el caso de Venezuela. No espera perder. Hasta ahora el juego se inclina a su favor.

Observo que en mi experiencia en Nicaragua en los años 80's, no existía cédula alguna de identificación para los cubanos que participaban en múltiples proyectos allí. Estaba terminantemente prohibido participar en actos políticos, manifestaciones ó concentraciones públicas, por supuesto con los Sandinistas. Sin embargo, alrededor de septiembre de 1988 cuando ya estaban firmados y habían entrado en vigor los Acuerdos de Esquipulas, se convocó a una gran concentración por el Frente Sandinista y de apoyo al FSLN aún en el poder. A esta concentración fueron convocados y conducidos los cubanos radicados en Managua. Cuando pregunté al Jefe de Brigada en Nejapa cuál había sido la razón para este repentino cambio de actitud, se limitó a decirme: *orientaciones de la Embajada,* (cubana por supuesto).

Ahora en Venezuela los cooperantes cubanos de mutuo acuerdo entre ambos gobiernos, no sólo tienen cédulas que los identifican, sino que se les permite votar, y votar claro está por los candidatos oficialistas. Pero lo alarmante de todo esto es que solicitan todos los datos de identidad de familiares en Cuba para hacerles sus cédulas de identidad como residentes en Venezuela. *¡Esto es relajo y sin orden!* ¿Con qué finalidad se hace esto? Es probable que ya estén pensando en futuros trámites migratorios.

La autora del artículo toma nota de la ubicación de los cooperantes en relación a las áreas de empobrecimiento de Venezuela. Tal vez esto no sea lo más importante; pero al señalar la cercanía a los servicios aeroportuarios y de aduana se aproxima a una clara apreciación del peligro que esto representa.

No debe preocuparle que médicos, maestros ó entrenadores deportivos residan cerca de estas facilidades. Más bien debe preguntarse donde están los soldados y agentes debidamente entrenados de Tropas Especiales del MININT cubano. ¡Porque de que están, están!

En los servicios de aeropuertos, aduanas, puertos etc. como en múltiples áreas claves de la seguridad, las comunicaciones, etc. ya están instalados como *técnicos* y *asesores*. Especialistas cubanos debidamente seleccionados, entrenados y ubicados convenientemente por los servicios de inteligencia con el conocimiento y aprobación de la contraparte venezolana.

No hay la más mínima reserva en esto de colocar *técnicos* y *asesores* cubanos en puestos claves; la autora del artículo reconoce que están, incluso, en oficinas de las Alcaldías, facilitándole los trámites a un diputado de la oposición para obtener una cédula de identidad. Todo parece indicar que en Venezuela la cosa esta de *"apaga y vamos'*.

A los cubanos no les interesa controlar áreas *neurálgicas, sino* estar presente; estamos de acuerdo. El asunto es estar en el sitio adecuado donde los intereses de inteligencia así lo determinan. En Nicaragua trabajaban un pequeño grupo (3 o 4) de asesores cubanos en cada Ministerio o Institución importante del Estado; eran funcionarios cubanos casi siempre de cierto rango y que eran escuchados y sus opiniones eran tenidas muy en cuenta. Otro tanto ocurría en sectores tan sensibles como los servicios de Seguridad, Defensa y las Comunicaciones, entre otras.

En el artículo se hace referencia a las secuelas que deja en la conciencia nacional cubana las misiones internacionalistas. Afirmé en un artículo anterior, aparecido aquí en estas páginas que: *"de éstas masivas experiencias sólo queda en lo personal, detritus de historias inacabadas, excrecencias de la memoria confundidas por los razonamientos mezquinos".* Debo de reconocer que no siempre es así, al menos en el plano personal. Algunos cubanos al ir a cumplir una misión internacionalista, logran salir del asfixiante ambiente en que viven en Cuba, además adquieren bienes no perecederos que después usan y disfrutan en un país de pobreza y limitaciones materiales. Logran mejorar su *record revolucionario* al obtener la tan preciada Medalla de Trabajador o de Combatiente Internacionalista, que les permite progresar y ascender en su vida profesional. No creo que todo esto signifique un *trauma nacional*, pero aún está por escribirse este capítulo de la historia reciente de nuestro país.

Por lo pronto, el aspecto sustancial de la presencia cubana en Venezuela es apenas tratado de forma circunstancial por la periodista; cuando en realidad el asunto adquiere proporciones alarmantes. Todo parece indicar que el Sátrapa, Fidel Castro, ha considerado a Venezuela como su última aventura y se ha lanzado a fondo de forma calculada. Ha realizado un trabajo paciente y riguroso de *intromisión aceptada* y se ha valido de la experiencia acumulada a lo largo de muchos años en regiones remotas con historias y culturas muy diferentes.

Los asesores cubanos están en Venezuela en número tal, que supone en su momento una ruptura de la soberanía de ese país. Su número y desempeño en la vida nacional de ese país y el momento tan singular al presente, hacen que cualquier sacudida del orden actual llevaría a una situación en extremo convulsa, explosiva y muy peligrosa.

Hay dictadores *"jugando al duro"*, pero sobre todo hay muchos cómplices en el juego y como bien señala la periodista venezolana, B. Mota: *"al final, todos, sin excepción sufriremos las consecuencias de esta complicidad silente que estamos viviendo"*. Aunque en realidad la complicidad no siempre es silente ó no es tan silente. Así que, ya veremos.

Un Análisis de la Comisión de Atención a la Salud de la Asamblea para promover la Sociedad Civil en Cuba.

La Asamblea para Promover la Sociedad Civil (APSC) es una amplia concertación de organizaciones independientes establecidas en Cuba. Es también un medio de enseñanza para ayudar a la educación del ser social; y se orienta a promover el establecimiento de la sociedad civil con miras a la instauración de la Democracia en Cuba. [49]

La Asamblea considera,- entre otras cosas -, formular una cultura de la Democracia, ampliar el movimiento social, establecer una comunicación entre los grupos, suscitar el conocimiento de la Historia de Cuba en toda su dimensión; entre otros ambiciosos programas que pueden ser consultados en la abundante información que existe en la Red.

---

[49]

http://www.asambleasociedadcivilcuba.info/Asambl ea/LaAsamblea.htm

Ha sido convocada una Reunión General para el 20 de mayo próximo de todos los miembros de la APSC para lo cual han venido trabajando en Comisiones, y elaborando documentos con recomendaciones sobre temas y aspectos que cubren todos los intereses de la sociedad civil emergente en Cuba.

Entre las Comisiones creadas para el trabajo previo a la Reunión General, se destaca la Comisión de Atención a la Salud. Esta Comisión en sus reuniones ha tenido en cuenta y discutido aspectos que han incluido en documentos preliminares; a fin de informar a los distintos miembros en las provincias cubanas, así como al Exilio.

El documento con que contamos para este análisis es un resumen revisado y corregido por el Grupo de Presidentes y Secretarios de Comisiones reunidos el día 1ro. de abril del 2005, según lo establecido en su metodología de trabajo.

Cuando nos aventuramos al análisis de este documento preliminar lo hacemos, considerando que los organizadores del evento,- en el mejor espíritu democrático -, han tenido a bien pedir la participación y opiniones del Exilio. Al examinar cada uno de los aspectos del documento, lo hacemos de forma desapasionada y sin ánimo de atacar ó disminuir las valiosas aportaciones que hacen aquellos que, encontrándose en Cuba, buscan un espacio para el análisis y el dialogo, en medio de condiciones muy adversas.

Para facilita nuestro modesto trabajo de examen, encabezamos cada uno de los puntos con las notas exactas que aparecen en el documento de los trabajos de la Comisión 5, o Comisión de Atención a la Salud.

1. *Considerar que la entrada a la carrera de Medicina por el joven estudiante que se ha iniciado en ella, debe estar precedida de una vida educacional basada en los mejores parámetros pedagógicos de Occidente. La Comisión ve con tristeza como ejercen la Medicina en Cuba, incluso los no graduados, fenómeno que da al traste con el juramento hipocrático.*

En este punto hay una evidente distorsión del lenguaje. Es cierto que el estudiante que se inicia en los estudios de Medicina debe tener una base académica sólida, *debe estar educado e instruido*, pero, ¿Por qué parámetros pedagógicos de Occidente? Esta expresión no permite comprenden el párrafo en su conjunto. Sabemos que en la

175

actualidad se exige para ingresar en la carrera de Medicina, un índice académico elevado,- tal vez el más alto -, con relación a otras carreras en Cuba.

El otro aspecto no es esencial, pero merece atenderlo. En efecto, en la práctica muchos alumnos participan de la atención directa del paciente en los distintos niveles del Sistema Nacional de Salud en Cuba. Esto no es correcto. En Cuba existen más de 70 mil Médicos graduados. No es adecuado ni aconsejable que el alumno atienda directamente a los enfermos sin supervisión alguna.

En los niveles de atención primaria nunca el alumno debe de estar sólo. Sin embargo, en los niveles de atención hospitalaria donde existe una estructura docente bien establecida, debe de actuar siempre bajo la supervisión de los médicos y docentes que forman el equipo de trabajo del cual es parte.

2. *La politización no es un argumento sólido a la hora de instrumentar una política realista en cuanto a la vocación e intereses propios de un ejercicio tan liberal como es la práctica de la Medicina.*

Visto desde el ángulo del individuo en sí; la práctica de la Medicina *es un ejercicio liberal*. Pero el ejercicio de la Medicina en sí *no es un ejercicio liberal*. Por otra parte, *la politización* nunca debe ser un instrumento que condicione, ni la vocación ni los intereses de la Medicina; como tampoco lo debe ser en ninguna otra profesión o práctica social. La politización en Cuba es un instrumento de dominio, que alcanza a la práctica médica tanto como lo hace a toda la Sociedad.

3. *La estructura real de un Sistema de Salud, no está basada en el intervencionismo del Estado, pues resta motivación y no sostiene la práctica médica.*

En Cuba el Estado interviene en el Sistema de Salud porque controla. El Sistema de Salud lo deben de integrar instituciones e individuos dependientes o no del Estado; pero que tienen como objetivo común el proveer un cuidado de Salud aceptable a una población específica.

Serian parte de un Sistema de Salud; instituciones de Salud por igual, tanto dependientes del Estado como privadas, así como: organizaciones profesionales, sindicales, ONG's e incluso, organizaciones religiosas que aportan cuidados de Salud, entre otros. El Ministerio de Salud y las organizaciones profesionales, como los Colegios Médicos, deben desempeñar un papel rector en la formulación de las políticas de Salud.

4. *La tecnología no es una realidad en la práctica médica de la Cuba de hoy. Sin tecnología no existe el complemento necesario para un diagnóstico eficaz. Será la práctica médica privada quien sostenga el conocimiento científico y el equipamiento tecnológico.*

La tecnología aplicada a la Salud muestra agudos déficit en Cuba y esta es útil en el diagnóstico, entre otros aspectos de la práctica médica. En muchos casos existe en Cuba una tecnología aceptable, pero no existe la infraestructura de mantenimiento para esta.

No consideramos que la práctica privada garantizará el conocimiento científico y el equipamiento tecnológico, El conocimiento científico es un conjunto marcado por el quehacer de Instituciones, Universidades, Consorcios, etc. Este quehacer científico no debe estar sujeto a la tutela del Estado.

La Tecnología debe ajustarse a las especificaciones ya existentes de lo que se ha dado en llamar: Tecnología apropiada para la Salud, que no necesariamente guarda relación con la práctica médica privada.

5. *Si imaginamos un Sistema de Salud dable al individuo encontramos que la ausencia de medicamentos fuera una de sus marismas principales, no existe el fármaco y eso lo encarece en el mercado negro o en las farmacias.*

El desabastecimiento de medicamentos ha sido la nota predominante del Sistema Nacional de Salud en Cuba, aún antes del Periodo Especial. Cuando había medicamentos, había también desorganización en la producción y desabastecimiento en la distribución. Durante los 90's la escasez de medicamentos llegó a situaciones alarmantes. Aún hoy es el mayor problema en la prestación de los servicios de Salud.

El Sistema de Salud cubano ha apostado primero por la producción de fármacos naturales, lo que como un eufemismo válido llaman: Medicina Verde. Produce la Industria Biotecnológica medicamentos novedosos que requieren para su producción de alta tecnología, mientras las farmacias están desabastecidas de medicamentos básicos. Invierten en una Industria biotecnológica que produce vacunas y otros medicamento *de punta,* y desatienden la producción de fármacos básicos que son muy necesarios para la población, que sólo tiene la alternativa de buscarlos en el mercado negro o las farmacias dolarizadas.

6. *Las farmacias independientes juegan un papel primordial y paralelo a hora de cosechar éxitos en la comunidad, siempre que sean una realidad. Su marco no sería una realidad si no estuvieran apoyadas por la Sociedad Civil, organizaciones fraternales, no gubernamentales, etc.*

Las farmacias independientes deben tener como objetivo principal el distribuir las limitadas cantidades de medicamentos que son donadas por organizaciones en el exterior; sobre todo para ayudar a un amplio sector de personas necesitadas como son los presos políticos y sus familiares.

De establecerse su adecuado funcionamiento, deben contar con el apoyo del resto de las organizaciones de la sociedad civil emergente,-

entre otras -, las organizaciones profesionales. La posibilidad de que las fuerzas represivas del régimen acusen de mala práctica a los responsables de estas farmacias debe ser tenida muy en cuenta.

7. *La solidaridad en el hombre cubano es una característica más y no la arquetípica internacionalización de los proyectos individuales*

Estas dos líneas demuestran cuan impreciso puede ser lo que se pretende decir en muy pocas palabras.

Forma parte del *ser social* del cubano la generosidad; y es una característica de los profesionales de la Salud el practicar esta generosidad, tanto como los más nobles propósitos en el ejercicio de la profesión.

La manipulación de estos sentimientos de entrega abnegada, convirtiéndolo en un concepto de oportunismo geopolítico como es el Internacionalismo proletario resulta muy desafortunada, con independencia de sus propósitos y resultados.

8. La Sociedad Civil y su proyecto favorecerían enormemente la estructura definitiva y eficaz de un Ministerio de Salubridad con visos modernos y prósperos.

Se trabaja para que la Sociedad Civil establezca estructuras democráticas funcionales, con recomendaciones precisas sobre la mejor forma de proveer atención de Salud.

Cuando se consolida el trabajo de la Sociedad Civil cubana,- desde ahora -, se va creando una cultura de la Democracia; se inducen valores y se aceptan desafíos. Las consideraciones de una Sociedad Civil,- esto es -, sus organizaciones e integrantes que en nada tiene que ver con la Tiranía, establecen con su trabajo meritorio, valores de Libertad y Democracia; se consolida el Derecho y se apropia del Poder. Poder que debe ser, y será: *con todos y para el bien de todos.*

Espinacas y mosquitos.

Hace algunos días nos sorprendió la noticia de una grave contaminación por una bacteria en las Espinacas que constituye un alimento habitual en la dieta en este país. En realidad es usual para algunos incluirla en su dieta, pero para otros no. Las Espinacas cosechadas en plantaciones de California estaban contaminadas con un tipo de bacteria que produce una enfermedad infecciosa que puede en ocasiones ser fatal si no se atiende a tiempo.

Como estas espinacas por lo general, son producidas y empacadas en ese Estado, pero consumidas en otros Estados de la Unión; los paquetes contaminados llegaron a lugares muy distantes. Precisamente cerca de 190 personas se vieron expuestas a esta bacteria y enfermaron siendo hospitalizadas muchas de ellas; dejando un muerto y pérdidas millonarias a ésta agroindustria.

Las informaciones sobre la contaminación de las espinacas aparecían en todos los medios noticiosos del país, mientras las autoridades sanitarias tomaban y hacían cumplir las disposiciones apropiadas. Los comerciantes se apresuraban a retirar de los estantes los lotes de productos contaminados y los productores revisaban junto a las autoridades de salud las posibles causas de la contaminación.

A pesar de que se trataba de una infección que afectó a unas 190 personas, todos de una forma u otra nos vimos involucrados. En tanto que la Prensa proporcionaba la información sin limitaciones algunas, los individuos siendo como son parte de la sociedad asumían sus deberes y obligaciones o simplemente se informaban.

No sucede así en un régimen totalitario, cuando no existe la libertad de prensa y la información se encuentra amordazada. Los medios son partes del silencio o de la distorsión de la información. En los momentos en que en los Estados Unidos de América, todos los medios de información daban las noticias en detalle de la contaminación de algunos embarques de espinacas frescas; en Cuba una epidemia de Dengue causaba estragos en la población cubana sin que, hasta el presente, se pueda conocer la verdadera magnitud del problema.

El Dengue es una enfermedad viral, infecto contagiosa, que se tramite por una tipo de mosquito que puede encontrase en todas la latitudes, no sólo en Cuba. Ya los cubanos conocemos de epidemias y silencios, de complicidades y desaciertos en una nación donde existe un Sistema Nacional de Salud paradójico. Este sistema, con sus instalaciones de investigación y desarrollo, es capaz de producir la más avanzada de las vacunas, mientras no garantiza un simple renglón para el aseo personal de la población.

Muchas son las causas que inciden en la insalubridad en que viven los cubanos: los basureros, la inconstancia en el saneamiento de las ciudades, la contaminación de las aguas debido al deterioro de las redes, el hacinamiento en los hogares, la imposibilidad de adquirir desinfectantes, detergentes y otros medios de limpieza, los que sólo se consiguen en las tiendas recaudadoras de divisas. Las enfermedades en condiciones así se hacen presentes y a pesar de contar el país con excelentes profesionales y una infraestructura de Salud nada despreciable, el control se escapa de las manos y asistimos a una y otra epidemia o "*brotes*" como se le suele llamar en la Isla del Coma-andante.

Cuando escribo esta nota, más de mil niños con Dengue están hospitalizados en uno de los hospitales dispuesto para esta emergencia sanitaria. El promedio de ingreso es de más de 50 casos diarios. Aproximadamente 40 casos están reportados de gravedad en las unidades de cuidados intensivos. Se cifra en cerca de treinta las personas fallecidas, mientras los enfermos podrían haber rebasado los cincuenta mil. Seis de las catorce provincias del país estarían infestadas.

Usted se preguntará de donde salen estos datos. Son los periodistas independientes que hacen una labor a escondidas los que en sucesivos reportajes nos envían estos datos que no pueden ser corroborados pero que si constituyen una fuente directa y de formidable inmediatez. En esta información incluimos una foto tomada por uno de estos periodistas con una cámara oculta en un pasillo de un hospital pediátrico y que nos hizo llegar desde Cuba.

Las autoridades del Ministerio de Salud del régimen sí conocen las cifras y la gravedad del problema pero omiten dar datos o modifican estos. El silencio y la manipulación son instrumentos que permiten mover a su antojo esta situación que para ellos tiene otras connotaciones e implicaciones. Para el régimen comunista de la Habana, esto como muchas otras cosas tiene una indicación "*política*"; en tal caso lo mejor es silenciarlo todo. El pueblo es el primero que no debe enterarse, lo que hace que se pierda un elemento de apoyo y cooperación esencial en el manejo de las campañas de salud.

La representante en Cuba de la Organización Panamericana de la Salud (OPS), Dra. Lea Guido, en una única y lastimosa intervención ante la Prensa, afirmó saber de la epidemia desde agosto, pero sin contar con los detalles estadísticos, simplemente porque el régimen de La Habana no los ha proporcionado. Tal vez ni estadísticas confiables estén disponibles, porque esta epidemia coincide con un aumento de los casos de otras enfermedades infectos contagiosas y el reporte de declaración obligatoria puede estar sesgado.

Tal vez nunca lleguemos a saber las características de esta epidemia de Dengue. Los cubanos estamos acostumbrados a estas enfermedades, antes fueron las epidemias, tres de ellas, de Dengue, conjuntivitis hemorrágica y aquella no bien definida afección que llego a denominarse: neuropatía cubana; que dejó ciegos y baldados a cientos de cubanos.

Considero que muchas veces la prensa en los Estados Unidos, sobredimensiona y repite las informaciones hasta el cansancio, lo cual puede ser contraproducente. Sin embargo proveer de información cuando una comunidad está en peligro de contraer una enfermedad o situación morbosa alguna es apropiada y si la información es reiterativa y constante en nada afecta.

En la actualidad en los Estados Unidos enfrentamos el problema de una enfermedad infecto contagiosa trasmitida por un mosquito, el mismo que trasmite el Dengue, pero aquí contagia con la Enfermedad del Virus del Nilo. Esta enfermedad es muy peligrosa, y ya está aquí en nuestros vecindarios. Aquí en Dallas-Fort Worth sólo en lo que va del año (2006), medio centenar de personas han sido contagiadas y algunos de ellos han fallecidos.

Se requiere que las autoridades de Salud, pongan énfasis en la infestación y control del vector para evitar que la Enfermedad del Virus del Nilo, ya afectándonos, no se trasforme en una epidemia incontrolable. En esto la Prensa tiene su parte, sin ataduras bien puede ayudar a concienciar y sensibilizar a la población y a los funcionarios que deben velar por la salud colectiva.

Exportación de enfermos y gobiernos milagreros.

"Cuba se convertirá en un centro de servicios de excelencia en la Salud para cientos de miles de extranjeros y para sus más de 11 millones de habitantes", aseguró el dictador cubano en la clausura del Congreso de los Trabajadores del la Salud el pasado febrero del año en curso.

Sustentaba su afirmación no en la consideraciones o aspectos tratados en la reunión del sindicato oficialista; si no en lo que sería uno de los acuerdos principales en la Primera Reunión Cuba-Venezuela para la aplicación de la Alternativa Bolivariana. Estos acuerdos establecieron un aumento considerable en los envíos de pacientes y enfermos venezolanos a la Isla; como ha venido ocurriendo desde el arribo al poder de Hugo Chávez. Cuba, como antes hizo con Nicaragua,- aunque en menor cuantía -, pone a disposición recursos ilimitados para apoyar el experimento filo-comunista en Venezuela.

Existe un antecedente de remisión de enfermos para ser atendidos en Cuba, esto fue durante el experimento sandinista. El apoyo a la Revolución Sandinista implicó una fuerte presencia en

Nicaragua ,primero de miles de maestros cubanos; para luego enviar cientos de médicos internos en una experiencia única que permitía que estos terminaran sus carreras en Nicaragua mientas laboraban en el Sistema de Salud establecido por la administración sandinista.

Todo parece indicar que el experimento del Médico Interno, no fue adecuado y se estableció una Misión Médica Cubana que a finales de la década de 80's contaba con unos 328 profesionales (incluyendo enfermeros y técnicos) distribuidos en las principales ciudades departamentales y organizadas en Brigadas médicas.

Dependiendo de la Misión Médica Cubana (MMD), funcionaba la Comisión Médica Cubana (CMC), integrada por especialistas calificados que era la encargada de seleccionar a los pacientes nicaragüenses para ser atendidos en Cuba. Durante dos años trabajé, primero como miembro y después como presidente de esta comisión entre los años 1987-1988; lo que me permite analizar con cierto discernimiento los aspecto relativos al envió de pacientes a Cuba para recibir atención médica.

El programa establecido entre Cuba y Venezuela está mejor estructurado y es más amplio. En términos estadísticos, hasta la fecha se han atendidos en Cuba 9895 pacientes, y un número no precisados de acompañantes. En el año 1988 se enviaban de Nicaragua a Cuba unos 25 pacientes mensuales como promedio, lo que significa que el número de pacientes no excedía los 300 anuales. Solo en lo que va de año 3000 pacientes y 2,500 acompañantes han viajado desde Venezuela a la Isla.

El programa Venezolano-Cubano es supervisado por el Despacho de Salud adjunto al Ministerio de la Secretaria de la Presidencia quien trabaja conjuntamente con la sede del Convenio en el Palacio Blanco. Las solicitudes se tramitan de igual forma a través de las gobernaciones y las guarniciones militares. Lo que hace que el control por parte el gobierno venezolano y los militares es absoluto. Esto nos hace dudar de la justeza de la selección de los pacientes.

En relación a esto, el propio responsable del programa en la Embajada de Venezuela en Cuba, señaló *que esta selección de pacientes debe democratizarse, pues esta funciona por medio de las gobernaciones y las guarniciones militares y sólo califican los que perseveran.*

En el programa con Nicaragua, la selección y envíos de los pacientes dependía exclusivamente de la Comisión Médica Cubana. Los funcionarios de Salud sandinistas solo intervenían para llevarlos al Aeropuerto y darles el equivalente a 50 dólares que era todo lo que disponían para sus gastos en su estancia en Cuba, independiente del tiempo en que permanecieran en la Isla.

En el programa Venezolano-Cubano la selección comienza enviando la persona interesada un informe médico actualizado y una Carta de solicitud dirigida al Presidente de la República, Hugo Chávez Frías; entonces es que se le da curso a la gestión. Con la carta al *aprendiz de dictador* se refuerza el protagonismo y hegemonismo político de este. De esta forma se le va recordando al enfermo que será atendido no porque su país pagará en bienes a Cuba, sino porque tienen un gobernante *tan bueno* que los atenderán en Cuba, gratis.

Una Comisión de Médicos venezolanos y cubanos que tienen su oficina en el Palacio de Miraflores, recibe las solicitudes, las evalúa y las selecciona. La ubicación de esta oficina demuestra el nivel de prioridad que tiene este programa.

El programa en Nicaragua establecía la selección de los pacientes entre aquellos que eran atendidos en los principales hospitales del país, donde también laboraban junto a los profesionales nicaragüenses especialistas cubanos. Estos enviaban la información médica completa a la Comisión y uno de los médicos especialistas atendía en su consulta a los pacientes las veces que fuera necesario, hasta definir en conjunto si sería enviado o no a Cuba.

Muchas veces fueron enviados a Cuba pacientes que bien podían recibir atención médica en Nicaragua, pero esto se hacía por presiones de los dirigentes de la Misión Médica que buscaban congraciarse con las autoridades sandinistas, ó por presiones de la propia Embajada Cubana, tratando de sacar ventajas políticas. Dos periodistas de *El Nuevo Diario* de Managua pasaron por la Comisión, y fueron enviados a Cuba a solicitud del agente *"Mayito"*; estos trabajaban como colaboradores de la Dirección de Inteligencia cubana en Nicaragua.

La atención de los pacientes venezolanos interesa no sólo a instituciones en la capital cubana e instituciones que ofrecen servicios solo con pagos en dólares dentro de la estructura de Servimed; también incluye hospitales en Holguín y

Santiago de Cuba. En nuestro trabajo en Nicaragua, solo contábamos con las facilidades de la Clínica *Ana Betancourt* con apenas unas 90 camas. Los pacientes solo podían ser enviados a Cuba, cuando existían camas disponibles, lo cual prolongaba su partida en meses y creaba una lista de espera difícil de superar.

Considero que las diferencias entre ambos programas se debe entre otras cosas a que: las autoridades cubanas ya tenían una experiencia previa en el manejo de pacientes extranjeros, cuentan con instituciones con esquemas de trabajo bien precisos, utilizan hospitales del interior de país y sobre todo han tenido que absorber un mayor número de pacientes. Pero esto no es todo. Hay más interés en este programa, porque a diferencia de los pacientes nicaragüenses enviados a La Habana donde la ganancia era solo política e ideología en cierto sentido; aquí la ganancia es en petrodólares. Los pacientes venezolanos pagan por sus tratamientos .Hablamos de cerca de 90 mil barriles de petróleos diarios, con lo que se paga por una parte el Plan Barrio Adentro, y la "Operación Milagro"

Y señalemos que el régimen cubano sacaba buenos dividendos políticos de la Nicaragua sandinista, pero no económicos. Sin embargo con

Venezuela la ganancia es total, se dislocan 25 mil médicos que están en Cuba subempleados por los cuales se paga en petrodólares y se envían miles de enfermos venezolanos para ser atendidos en la Isla que, pese a las limitaciones y faltas de recursos, cuenta con una infraestructura hospitalaria adecuada y con miles de especialistas calificados que viven de un sueldo miserable.

Los dictadores de ambas naciones están incrementando sus réditos políticos, mientras anuncian proyectos *milagreros*. El milagro se hace ostensible cuando un país ha decidido intercambiar sus recursos naturales a cambio de recibir servicios médicos para sus nacionales; sin pensar si no es mejor invertir para reestructurar y organizar mejor su Sistema Nacional de Salud con la finalidad de dar cobertura de Salud adecuada en su propio país. Esto sin menguar la colaboración que puedan prestar otros países en la transferencia de tecnología apropiada.

Los médicos venezolanos, a los cuales parece que el Presidente Hugo Chávez no ha consultado, argumentan que con el valor de las ventas del petróleo se puede subsanar la crisis médico-asistencial en el país sin tener que recurrir al envió de los pacientes al exterior. Concuerdan en afirmar que importar médicos y exportas pacientes con enfermedades que pueden ser atendidas en el país si existieran los recursos, no es la solución.

Con independencia de la crisis médico – asistencial que existe en Venezuela y que también por paradójico que resulte también está presente en Cuba; el Dictador cubano, con la actual administración de Hugo Chávez en Venezuela, "*se ha sacado la lotería sin billete*". Todo es ganancia para la Dictadura más antigua del hemisferio occidental y los enfermos venezolanos también lo son.

Los presidentes de Cuba y Venezuela anunciaron que la "Operación Milagro" concebida para pacientes venezolanos se ampliará hasta llegar a atender unos 100 mil pacientes con problemas visuales. Nos alegra esta noticia y esperamos que de igual forma se extienda a los pacientes cubanos también aquejados de problemas visuales y que muchas veces dependan de sus familiares en Miami, para contar con unos espejuelos que le permiten mejorar su deteriorada visión.

Se va a disponer de una amplia infraestructura de atención oftalmológica en Cuba, para ser atendidos tantos pacientes extranjeros con problemas visuales,- según dicen -, gracias a las

nobles gestiones de dos *dictadores milagreros.*
Solo quisiera que al menos un paciente cubano, -
sé que hay muchos más -, se beneficiara de esta
Operación Milagro, este paciente es: Yoandris
Cintra Núñez.

*"Yoandris Cintra Núñez, un joven de 23 años de
edad, hijo de una familia campesina muy humilde
que reside en Finca La Riva, municipio Güines,
provincia Habana, quedó ciego debido a que la
enfermedad de catarata invadió su vista; hace 5
años que Yoandris viene padeciendo de este mal
que le dificulta el trasladarse.*

*Su madre, Petronila Núñez Moreno, ha tratado
de que el joven sea operado pero no ha sido
posible, ya que en la localidad donde vive, el
médico que puede diagnosticar y prepararle un
resumen de historia clínica para que sea atendido
en otro consultorio, fue enviado hace dos años a
cumplir misión en Venezuela.*

*Expone Petronila que se ha presentado en la
Liga contra la Ceguera y los médicos le han
informado que allí "no se puede atender cualquier
persona", que "este hospital es para extranjeros y
algunos casos especiales de cubanos". Cintra
Núñez dice que el gran sueño de su vida es que su*

197

hijo vuelva a ver, igual que los 3000 mil casos traídos de Venezuela con esta misma dificultad y que regresaron a ese país recuperados".[50]

Nada de esto nos sorprende. Cuando trabajaba en Nicaragua vi medicamentos producidos en Cuba disponibles en la Farmacias populares del MINSA sandinista y que no estaban al alcance de los pacientes cubanos en la Isla. Una donación proveniente de Cuba de equipos ortopédicos, deficitarios en la Isla, se puso a disposición en el año 1988 en algunos hospitales de Managua. Algunos médicos locales se apresuraban a "retirar" estos medios para su propio beneficio.

Un buen Sistema Nacional de Salud interesa por igual tanto a gobiernos como a gobernados, a los profesionales de la Salud y a los enfermos potenciales. Se trata de proporcional un nivel adecuado de bienestar a una población dada.

Los gobiernos no deben mantenerse ajenos a los problemas y necesidades de la Salud de la población; pero no les asiste derecho alguno a embarcarse en aventuras políticas e incluso

---

[50] Roberto de Jesús Guerra Leiva: *"Las esperanzas en Cuba son tétricas"*. 15 de mayo 2005. en: www.payolibre.com

ideológicas para sacar ventajas de las crisis medico -asistenciales que puedan exhibir algunas naciones o conjuntos humanos específicos.

Los países no necesitan exportar sus enfermos, salvo excepciones perfectamente justificables y para las cuales se creen mecanismos correctos. Deben buscar soluciones a los problemas de Salud más acuciantes y usar sus recursos económicos para mejorar la infraestructura de Salud.

Deben de respetar y sentirse siempre deudores de aquellos profesionales de la Salud a los cuales deben de atender en sus necesidades sociales y económicas; de esta forma estos se sentirán partícipes de los programas de Salud mostrando dedicación y entusiasmo.

Los pueblos no necesitan de *"dictadores milagreros"*, que haciendo uso de los bienes del Estado ó utilizando el capital humano de cientos de excelentes y nobles profesionales de la Medicina; buscan sólo ganancias políticas echándole mano a la usura ideológica.

Los pueblos deben relacionarse, colaborar, y reconocerse. Esto se aplica también para distintos Sistemas Nacionales de Salud, así como las organizaciones e instituciones médicas de los países involucrados. La colaboración si es genuina genera ideas y logra materializar proyectos muy alejados de planes políticos marcados por la contienda ideológica y que disminuyen el verdadero desempeño de la práctica médica cooperativa.

Mientras más alejados estén los políticos y las ideologías de la práctica médica mucho mejor. Un buen ejemplo de colaboración asistencial y científica en beneficio de muchos es el proyecto Orbis (Orbis Internacional).

Hasta tanto, esperemos que existan dirigentes más sensatos en nuestro hemisferio, que superen las tentaciones de erigirse en líderes milagreros y dejen hacer a aquellos que hacen del bien común práctica noble.

Aquellos tiempos en que se me prohibió ser Médico.

Muy contrariado he abierto un sobre que me enviaron desde Miami, contenía unas hojas escritas *a máquina* que me resultaban familiares, casi de inmediato, llenaron los sentidos produciendo esa tristeza honda de un recuerdo que se hace presente, y que alcanza el hoy en la textura de las páginas y en la lectura de esas líneas desgarradoras que escribí hace siete años.

Tres páginas incompletas de un testimonio de sufrimientos, tropelías y deslealtades; también una carta, esta completa, de aquellos tiempos en que se detuvo la vida. Aquellos instantes de relevantes sucesos que arrastraban veinte años de práctica profesional, minuto a minuto partían en fuga ante aquellos espectros de venganza. Duras fueron aquellas amargas experiencias, más aún cuando resultan perturbadoras y provocan no pocos desasosiegos el traerlas a este presente.

Y he aquí un buen ejemplo de deslealtad al permanecer callados cuando desde Cuba se levantan voces en agonías, solicitando que sean denunciados los hechos violatorios del derecho y eventos en los cuales la justicia ha sido despreciada; que para aquellos que están en la Isla y sufren tales desmanes, les resulta difícil expresar. Estas cartas las escribí y envié al Exilio y no fueron sólo éstas que hoy me llegan incompletas. Todo parece indicar que nunca llegaron a las manos precisas de manera que se diera a conocer mi testimonio, ese que enviaba un mensaje de clamor desde Cuba. Un mensaje que, como muchos, debió ser escuchado.

De hecho recupero un documento incompleto, el otro aunque completo es sólo un aspecto de las múltiples violaciones a mis derechos de que fui objeto en Cuba. Pero lo más importante de todo es que nunca se dieron a conocer.

Desde que llegué al Exilio me hice el firme propósito, y así lo he hecho, de dar a conocer toda y cada una de las denuncias que llegan de Cuba; sé que hay muchas organizaciones e individuos que así lo hacen, pero siempre hay alguien a quien llegar con estos testimonios de abusos y violaciones que tienen lugar en nuestra querida Patria.

Aquí tengo en mis manos, de regreso y como una fina ironía del destino, aquel testimonio incompleto que debió de llegar a muchos, pero que no fue así. Es parte de lo que puedo decir ahora y de lo que dije en Cuba condiciones desventajosas. Y es sobre todo, la ruptura de una pasión y la pérdida de una profesión que practiqué durante más de veinte años y que me fue arrancada.

Por aquellos días en que escribí estos documentos de valor testimonial había perdido toda esperanza de recuperar mi trabajo como Médico y mi desempeño en el Colegio Médico Independiente era intenso, sobre todo escribiendo lo que serían las Bases y Estatutos de esta organización. Entonces recibí una de esas visitas nada bienvenidas ni agradables: la de un agente de la Seguridad del Estado, policía política del régimen. Esto motivó el segundo documento que escribí. Nadie había escuchado mis denuncias anteriores.

Esto que traigo al presente y que aún no tiene los atributos del pasado con todas sus consecuencias, hoy lo estamos viviendo ó sentimos como algo inmediato muy cercano en el tiempo. Al final despojado de toda trascendencia, repasamos los jirones de conciencia que quedan y concluimos que esto no es más que pedazos de nuestra vida. Pasado inmediato que asoma lastimando la conciencia y reviviendo causas.

Sin género de dudas, cada línea escrita en estos documentos trae en si la labor tesonera de lo que fuimos parte, la abnegada dedicación y conducta sin doblez cuyos resultados fueron, y aún son, la pérdida de una profesión que fue eje conductual de toda una vida.

Pérdidas y vicisitudes han acompañado a este pasado inmediato que enseña y da vigor en éste tiempo pugnaz, que nos ha lanzado a un Exilio prolongado y desdichado.

Un testimonio tardío.

Hace algún tiempo recibí unos documentos que había escrito en Cuba alrededor del 1998 y que me fueron enviados desde Miami. La re-lectura de aquellos documentos motivaron un artículo aparecido en estas páginas titulado: *"Aquellos tiempos en que se me prohibió ser médico"*; y que espero hayan leído.

Hace una semana encuentro en mi buzón un sobre que contenía otros documentos que constituyeron en su tiempo denuncias y que fueron sacados de Cuba con el propósito de dar a conocer la difícil situación por las que pasaba junto a mis familiares. Estos como todos y cada uno de los documentos que logre enviar desde Cuba, no fueron dados a conocer. Fue un clamor cuyo eco fue el silencio y la torpeza. La certeza de que no llegaron a ningún lugar ni fueron leídos por persona alguna que pudiera interesarles, a pesar del tiempo trascurrido, resulta desconcertante.

Noto que uno de estos documentos, incluso cuando me llegan en tres copias, falta la página dos y está fechado el 29 de marzo de 1998, ¿por qué esta página precisamente? El otro documento del 12 de abril de 1997 está completo y de éste tomo las principales opiniones que en estas 8 largas páginas escribí, para hacer esto: transcribirlas aquí a modo de testimonio tal vez a destiempo, pero necesario y útil.

Razón de ser de lo que escribí en aquellos días de inicio del año 1997 en La Habana, cuando todavía había esperanzas y la posibilidad del exilio era remota. Justamente escribí en aquel cruel mes de abril lo siguiente:

Consciente del imperativo cristiano de hacer causa común con los desheredados del orden económico, político, moral y espiritual. De aquellos que se debaten en un proceso de angustias y esperanzas dentro de un contexto ambivalente e impreciso en nuestra Patria.

En el más genuino espíritu cristiano pienso en nuestros conciudadanos sometidos al peligro que puede generar la desesperación y la ira ante la imposibilidad de satisfacer las necesidades más elementales y apremiantes. Por aquellos que padecen hambre o están sujetos al miedo, la inestabilidad y las situaciones de extrema angustia. Siento y pienso en los jóvenes que envejecen prematuramente y en los ancianos que se consumen en la angustia y la soledad.

Pienso en aquellos hombres hechos a la imagen y semejanza de Dios, incluyendo a los funcionarios del Estado quienes están en la obligación moral de conducir los destinos de la Nación por mejores derroteros. Porque no creemos que la economía y la política sean regidas por una lógica partidista e incuestionable, en una sociedad gobernada por una clase predatoria.

Esta actitud que asumo está justificada en el espíritu y la letra de la Declaración Universal de los Derechos Humanos, sobre todo en sus artículos 19 y 20.

Plenamente convencido del desconocimiento y menosprecio de los Derechos Humanos en mí Patria, los cuales no son protegidos por un régimen de Derecho que garantice la observancia de estos. Testigo de las frecuentes violaciones de estos derechos a los que se suma el deterioro y la peligrosa pérdida de valores de nuestra propia identidad nacional.

Sobre la premisa de los principios axiomáticos fundamentales de la prédica y acción de Jesús de Nazaret: lo sagrado de la vida y la personalidad humana, así como, la solidaridad espiritual de los hombres y la práctica del amor al prójimo, asumo mis responsabilidades y riesgos.

Y de esta forma asumí de tal manera mis responsabilidades y fueron tantos los riesgos que hoy a diez años de aquellos días que me causó la pérdida de la estabilidad y el cuidado de mi familia, tanto como mi profesión y el desempeño académico; ando el camino cerril de este exilio en los límites del desaliento y la penuria. Sin embargo, la libertad para mi Patria no deja de ser un caro espejismo. Aunque repetiría, si fuera necesario, ese pasado con todas sus consecuencias; porque nada puede enturbiar un pasado de entrega, ni aún éste presente de desánimo.

Así escribí y aunque estas páginas ahora sirvan de redoma a mis lágrimas, expresé en aquellos momentos con resolución lo que ustedes pueden leer a continuación:

Nuestra actitud es un acto de amor por nuestros semejantes, y cuando tenemos temor de enfrenar los riesgos éste temor nos hace perder las perspectivas de actuar con amor, porque "en el amor no hay temor, sino que el perfecto amor echa fuera el temor. De donde el que teme no ha sido perfeccionado en el amor.1. Jn 4:18

Quisiera concluir con un fragmento de una oración escrita por un pensador católico que en cierta medida motiva el rompimiento de los retraimientos y el miedo:

"Hazme comprender que fui creado no como un ser acabado y encerrado sino como una tensión y movimiento hacia los demás; que debo de participar de la riqueza de los demás y de que los demás participen de mi riqueza; y que encerrarse es muerte y abrirse es vida libertad, madurez".

Por aquel entonces, éste fragmento de oración fue un acontecimiento revelador entre tantas angustias; ¿tendrá el mismo sentido ahora? Al menos en estos tiempos y lugar, cuando escribo, no hay peligro de que *la sinceridad tropiece en la plaza pública y de que la honradez no pueda presentarse.* Doy fe de que en este oficio de escribir, sinceridad y honradez son convocadas, sino juzguen ustedes mismos.

Un testimonio, tal vez a destiempo.

Estas notas fueron escritas en los años liosos de la década de los 90's traídas por manos amables al Exilio, se detuvieron en algún armario para ser devueltas en desordenado folio. Agrupo las ideas y el tiempo en secuencia sombría, incierta y ahora remota. Aquí están estos los hechos.

Consciente del imperativo cristiano de hacer causa común con los desheredados del orden económico, político, social, moral y espiritual .De aquellos que se debaten en un proceso de angustias y esperanzas dentro de un contexto ambivalente e impreciso en nuestra Patria.

En el más genuino espíritu cristiano, pienso en nuestros conciudadanos absorbidos por el peligro, la desesperación y la ira; ante la imposibilidad de satisfacer las necesidades más elementales y apremiante. Por aquellos que padecen hambre o están sujetos al miedo, la inestabilidad y las situaciones de extrema angustia. Pienso por los jóvenes que envejecen prematuramente y en los ancianos que se consumen en la angustia y la soledad.

Pienso en aquellos hombres hechos a la imagen y semejanza de Dios, incluyendo a los funcionarios del Estado quienes están en la obligación moral de conducir los destinos de la Nación por mejores derroteros. Porque no creemos que la economía y la política sean regidas por una lógica partidista e incuestionable en una sociedad gobernada por una clase predatoria.

Sobre la premisa de los principios axiomáticos fundamentales de la prédica y acción de Jesús de Nazaret: lo sagrado de la vida y la personalidad humana, así como la solidaridad espiritual de los hombres y la práctica del amor al prójimo he asumido mis responsabilidades y riesgos.

Igualmente esta actitud está justificada en el espíritu y la letra de la Declaración Universal de los Derechos Humanos sobre todo los artículos 19 y 20.

Plenamente convencido del desconocimiento y menosprecio de los Derechos Humanos en mí Patria. Los cuales no son protegidos por un régimen de derecho que garantice la observancia de estos, así como las frecuentes violaciones de estos derechos a lo que se suma el deterioro y la precaria y peligrosa perdida de nuestra propia identidad u nacionalidad. Expreso lo siguiente:

Que consecuente con mis principios asumo haber participado dentro de un grupo de oposición civilista de orientación pacifica y no-violenta en mi Patria a fin de promover la observancia en materia de Derechos Humanos y expresar dentro de un marco de comprensión reciproca mis opiniones sobre la situación política, social y económica en que vivimos.

Desde el año 1990 comencé a trabajar en la orientación de aquellas personas o sus familiares que habían sido objeto de violaciones de sus derechos, en compañía del Dr. Adolfo Gómez Martínez , abogado de profesión con experiencia en el trabajo legal en la promoción y observancia de los derechos humanos; quien había trabajado en el Comité Martiano Pro-Derechos Humanos . Este distinguido abogado fallecido en el Exilio.

En marzo de 1991 mi hijo mayor fue encarcelado arbitrariamente durante 4 días bajo los cargos de un supuesto robo con fuerza, lo cual resulto totalmente falso. Los pormenores de este sospechoso arresto visto a posteriori, así como las indagaciones individuales que fueron conducidas, demuestran que este acto injusto indicaba un procedimiento de extorsión e intimidación indirecta con visos políticos. El perdón cristiano practicado por toda la familia permitió superar esta experiencia tan desgarradora; sobre todo cuando pudimos saber que mi hijo fue tratado de forma degradante durante su encarcelamiento.

El día 20 de abril de 1992 fui detenido en mi centro de trabajo: Hospital Gral. Docente "Julio Trigo López" a las 9:00 a.m. y conducido a la sede del Departamento de la Seguridad del Estado (DSE) conocido como "Villa Marista" , allí fui interrogado durante 48 horas y puesto en libertad más tarde. Sin conocer las consecuencias ulteriores de mí arresto y teniendo en cuenta las opiniones de la contraparte, es decir de los interrogadores. Obviamente las medidas y consecuencias no se hicieron esperar.

Un mes después de mi detención fui citado a la sede de la Seguridad del Estado a fin de efectuar nuevos interrogatorios en los cuales exprese con claridad mis puntos de vista. Una semana depuse fui citado de nuevo es esta sede para otro interrogatorio, aunque era evidente que éste tenía el propósito, en medio de un fuerte ambiente de intimidación, a lograr nuestro compromiso de colaborar con la policía política, lo cual rechacé de forma resulta y categórica a pesar de las consecuencias que me informaron acarrearía mi actitud con relación a mis familiares.

Los acontecimientos se precipitaron. El día 24 de junio de 1992 se informó en reunión pública en el Hospital donde trabajaba de mi condición de "activista de derechos humanos" y "contrarrevolucionario", tratando de crear un ambiente de hostilidad entre los trabajadores lo cual resultó fallido e incluso contraproducente para las autoridades. Las muestras de solidaridad y respeto mostrado por los trabajadores es digno de ser mencionado aquí.

Una semana más tarde fui objeto de un intento de agresión física a la salida del Hospital por dos personas que venían en una moto a gran velocidad, en esa ocasión fue golpeado un paciente que caminaba a mi lado. Días después sufrí una agresión física en la conocida intersección habanera de 100 y 51 en Marianao, de forma muy sospechosa.

El día 1 de noviembre de 1992 se me entregó una citación para presentarme el día 8 del corriente en la Zona de los Comités de Defensa de la Revolución (CDR) en Calle 86 y 13 en Playa. Al llegar allí comprendí que estaban creadas las condiciones para un interrogatorio público y un Acto de Repudio (linchamiento verbal). Alrededor de unas 30 personas ocupaban el local mientras se sentaron al frente, a modo de jueces, los representantes del Partido Comunista, MINNT, SUVP, y CDR. . La situación no pasó de un interrogatorio público en el cual expresé mi posición a favor de los Derechos Humanos en su contexto cristiano. Recibí una advertencia verbal.

A esto se agrega que el resto de mis familiares comenzaron a sufrir las ambigüedades, controles y presiones de todo tipo. A mi esposa le fue negada de forma reiterada la posibilidad de obtener trabajo, siendo Médico Especialista, permaneciendo dos años sin trabajo al negársele el derecho a ocupar las plazas que se encontraban vacantes en su especialidad.

En noviembre del 1992 fui expulsado de un Curso Básico de Computación que estaba recibiendo en la Facultad de Medicina anexa al Hospital Julio Trigo donde trabajaba en aquel momento; esto por razones políticas.

En el mes de diciembre de 1992 fui informado de forma pública en los Comités de Defensa de la Revolución en el vecindario donde residía, de mi condición de "religioso" y "uno de los Derechos Humanos" y "contrarrevolucionario".

El 29 de diciembre de 1992 fui citado a Juicio por un supuesto y oscuro accidente de tránsito, en el auto del juicio el Juez mostró una violencia verbal inmotivada contra mí tan pronto como empecé a declarar. Como era de esperar se me declaró culpable.

Desde enero de 1992 hasta la fecha en que escribo este documento: se ha controlado mí correspondencia, mis movimientos, las relaciones con familiares, amigos y hermanos en la Fe. No ha cesado el hostigamiento profesional y el acoso laboral en mi desempeño como Médico Especialista en Oncología durante el tiempo que trabajé en el Hospital General Docente "Julio Trigo López". Todo lo cual ha limitado mi desarrollo como profesional así como del desempeño de mi trabajo.

En mayo de 1994 el Secretario del Sindicato de la Salud me informó que "dada mi condición de religioso debía de prescindir del pago de las MTT, algo inusual pero que aceptamos de buen agrado como una forma de evitar el pago de tan oneroso tributo. Unos meses más tarde se me informó por parte del Partido Comunista que debía de cesar como miembro del Sindicato de la Salud por razones de no pago de las cotizaciones, lo cual no era cierto, aunque si era una buena noticia. En carta del 23 de noviembre de 1994 y a tenor de las Leyes vigentes, prescindimos de nuestra condición de miembro del Sindicato de la Salud (SNTS) dada las evidentes presiones con matices políticos; adjuntamos constancia del pago de la cotización.

En junio de 1995 fui citado para interrogatorio en la Oficina de la Seguridad del Estado en el propio Hospital donde trabajaba. Fui amenazado y advertido.

En enero de 1996 por problemas de salud solicité la liberación de mis funciones en el Hospital donde trabajaba con la finalidad de optar por una plaza de reubicación, un procedimiento normal y común en el Sistema Nacional de Salud.

Con fecha 17 de enero de 1996 en carta dirigida al Departamento de Ubicación de la Dirección Provincial de Salud (CH) se accede de forma diligente a mí liberación por parte de la Dirección del Hospital General Docente " Julio Trigo López" y poniéndome a disposición de la mencionada Dirección Provincial de Salud (CH).

Recuperado de los problemas de salud que me aquejaban me presenté en el Dpto. de Ubicaron de la Dirección Provincial de Salud, la funcionaria que me atendió me notificó de la existencia de una plaza disponible en el Hospital General Docente "Calixto García". Posteriormente me entrevisté con el J" del Grupo Provincial de Oncología que me aseguró que no había inconveniente alguno para que me incorporar a esa posición. Una entrevista a continuación con el Jefe de Servicio de Oncología del Hospital "Calixto García" confirmó que no había inconveniente alguno, señalándome las necesidades, características del trabajo y explicándome en detalle las funciones que desempeñaría.

Quince días después de esta última entrevista, las respuestas variaron por parte de las mismas personas que antes me atendieron, las omisiones aparecieron, el asunto se tornó sombrío y las explicaciones se hicieron dudosas. Se apeló a las mentiras más rampantes. Había, eso sí, un engendro de respuesta común: "existen razones" para negarme esa posición como profesional pero las razones no eran explicadas. ¿Cuáles eran las razones que me negaban el derecho al trabajo? Pase rápidamente a la condición de desempleado después de más de 20 años de dedicación profesional a la práctica médica.

En noviembre de 1996 mi esposa, Médico Especialista en Laboratorio Clínico fue citada a varias reuniones en su centro de trabajo para considerar el hecho de que no pagaba la cotización del Sindicato y las MTT, bajo fuerte intimidación se le amenazó con aplicarle la condición de "no confiable" situación amenazadora que en Cuba implica la posible expulsión del trabajo.

La hostilidad manifiesta, el acoso laboral y político, la premeditación en la limitación del desempeño laboral han caracterizado mi situación y por extensión la de mi esposa.

Un acto de hostigamiento se produjo el 20 de marzo de 1997 cuando alrededor de las 8:30 p.m. se presentaron en mi domicilio tres agentes del Departamento de Seguridad del Estado (DSE) quienes me conminaron a salir de mi casa para hablar , lo cual no acepté, toda vez que para conversar puedo hacerlo en mi hogar. La presencia hostil de estos agentes tenía el propósito de advertirme que tenía prohibido reunirme con los médicos que pertenecían al Colegio Médico Independiente de Cuba, organización para ellos inexistente formada por médicos de dudosa moralidad. Señalaron que, si asistía a una reunión convocada para el día siguiente "me iban a guardar". Esto es encarcelarme. En tono amenazante y lanzando toda suerte de diatribas concluyó diciendo: cuídate y cuida a tu familia".

Quiero enfatizar que nadie puede decirme con quien debo o no conversar o con quien debo o no relacionarme, ni a quien debo visitar. Cualesquiera que sean las consecuencias que se deriven de mi actitud las asumo con apego al derecho.

Todo lo antes expresado no constituye una queja, pues al decir del Apóstol José Martí: "la queja es de necios". Pero si considero que debe prevalecer la verdad, sobre todo, "esa verdad que nos hace libres". Nuestra actitud es un acto de amor para con nuestros semejantes y cuando tenemos temor de enfrentar las situaciones que pueden derivarse de todo esto, este temor nos hace perder la perspectiva de actuar con amor, porque: "en el amor no hay temor, sino que el perfecto amor echa fuera el temor, de donde el que teme no ha sido perfeccionado en el amor: 1ra.Jn 4:18

Todo lo antes escrito se hace sin ánimo de contienda, pero responde a la verdad. Dios nos brinde la gracia de perdonar y de mantener una actitud serena frente a los desprecios y las indiferencias.

Quisiera concluir con un fragmento de una oración de un pensador católico que en cierta medida motiva el "rompimiento de los retraimientos y el miedo":

"Hazme comprender que fui creado no como un ser acabado y encerrado, sino como una tensión y movimiento hacia los demás; que debo de participar de la riqueza de los demás y dejar que los demás participen de mi riqueza; que encerrarse es muerte y abrirse es vida libertad y madurez".

Escrito a los doce días del mes de abril de 1997 en la Ciudad de la Habana, Cuba.

ௌௌௌௌ

El 21 de diciembre de 1999 salí junto a mi esposa al Exilio, a éste que ha sido engendro de precariedad y trabajoso andar de largos años; que se ha convertido en un encierro como de muerte.

¿Qué tiene Fidel? Una opinión sobre la situación actual de salud del dictador cubano.

Opinión elaborada en virtud de la solicitud hecha por la periodista Diana González de NBC Universal, WTVJ. TV Channel 6 de Miami, FL. mediante correo electrónico.

El profesor de clínicas quien me inició en el aprendizaje de la Medicina siempre me recomendó que no opinara de un paciente del cual no tenía una buena historia clínica delante y siempre que lo atendiera directamente y le examinara. Solicitándome Usted (que no ha sido la única) una opinión sobre la enfermedad e intervención quirúrgica subsiguiente del dictador Fidel Castro Ruz en días recientes, me aventuro a enviarle, esta mi opinión al respecto.

En Medicina, hay un rango entre la especulación inicial en la interpretación de los síntomas y signos, en lo que hace el diagnostico diferencial y la verdad en el diagnóstico de certeza que debe de establecerse más tarde. Por lo tanto la Medicina tiene algo del arte de la especulación y la certeza de la verdad científica; aquí está mi opinión:

El dictador Fidel Castro Ruz, después del discurso del 26 de Julio comenzó son síntomas generales que rápidamente progresaron como fueron vómitos y nausea. Su edad y las tensiones de días anteriores agravaron un síndrome general. Caracterizado este por pérdida de apetito y decaimiento. Un sangramiento imperceptible, al inicio, aumento la sensación de decaimiento que fue en aumento con el paso de las horas. Trasladado de inmediato a la capital con los primeros síntomas. En las horas que siguieron se le realizaron las investigaciones de rigor, considerando que pudo haber aparecido un dolor abdominal bajo inespecífico en el curso evolutivo del cuadro clínico.

Sus médicos, quienes conocen de una condición pre-mórbida en él, esto es el diagnóstico previo de una Diverticulosis por lo cual ya había sido operado en el año 1983, deciden, ante la presencia de un sangramiento activo hacer una Laparotomía exploradora diagnóstico terapéutica; considerando que si bien el sangramiento no es una complicación frecuente en la Diverticulosis, la edad del paciente y el sangramiento activo podían llevarlo a una situación muy grave. No se excluye que algunos síntomas que pudo presentar pudieran apuntar a una Diverticulitis también complicada esto es con

223

síntomas notorios de infección aguda. Lo cual en el orden evolutivo es muy grave.

Pienso que el equipo médico trabajó en situaciones de máxima tensión y no sólo por el personaje que estaba bajo su cuidado, sino porque es una situación quirúrgica difícil en tanto que es un paciente anciano y el cuadro evolutivo se hacía galopante. La operación se hizo el 29 de julio es decir unas 72 horas después de que aparecieran los primeros síntomas y ya con todas las investigaciones preoperatorios realizadas, sobre todo los procedimientos endoscópicos.

Bajo rigurosos cuidados pre y trans-operatorios, que incluyó sin duda un esquema de tratamiento antibiótico; los cirujanos se dedicaron al difícil procedimiento de localizar el área de sangramiento y/o infección añadida y extirpar esta. Lo cual hicieron dejando una colostomía derivativa.

Si no aparecen complicaciones en el post operatorio inmediato y tardío, como puede aparecen en toda cirugía abdominal mayor de urgencia en un anciano y que no son pocas, éste se recuperaría en unas 6 semanas. Una segunda operación será necesaria para quitar la colostomía y restablecer el tránsito por el colon a no menos de 6 meses de esta primera operación.

Al menos por más de 6 meses no desempeñara sus labores habituales. De incorporarse a ellas en el futuro será siempre con algunas limitaciones.

No se descarta la posibilidad de que en el acto quirúrgico, siendo una Laparotomía exploradora en sí, los Cirujanos al tener abierto el abdomen exploraran toda la cavidad y encontraran signos de carcinosis peritoneal ó metástasis hepáticas de un carcinoma de origen desconocido; ó una localización primaria de un tumor. Pueden también encontrar signos de otras patológicas crónico evolutivas en las vísceras. Esto es como hallazgos quirúrgicos, algo frecuente en la práctica médica sobre todo en pacientes de edad avanzada. En cada situación se procede de acuerdo al criterio del Cirujano Jefe y del Patólogo.

En conclusión: El paciente que ya tenía una Diverticulosis de Colon , presentó una complicación no frecuente de un sangramiento activo de algún o algunos de los divertículos , con o sin infección sobreañadida , que requirió de Cirugía y que de evolucionar bien estaría recuperado en 6 semanas, y restablecido el tránsito intestinal en 6 meses con una segunda intervención. Las posibilidades de complicaciones o de otras enfermedades concurrentes no pueden ser excluidas.

Los que saben amar han sido convocados.

Exhortación para apoyar la candidatura del Dr. Biscet al Premio Príncipe de Asturias de la Concordia.

"Levántese por sobre todas las cosas esta tierna consideración, este viril tributo de cada cubano a otro". José Martí.

Un grupo de exiliados cubanos en la ciudad de Oviedo ha tenido la feliz iniciativa de proponer para el Premio Príncipe de Asturias de la Concordia al **Dr. Oscar Elías Biscet González;** otros en lugares distantes les han seguido. Hay una noble convocatoria a la Solidaridad, donde no hay el actuar precipitado y la actitud de vociferar o la incapacidad de los advenedizos.

Aquí está la iniciativa que busca honrar al luchador por los Derechos Humanos, hombre de probada integridad, quien ejerce el decoro y actúa sumando a la noble pasión la valentía. El Dr. Biscet es todo esto y mucho más. Languidece en las cárceles cubanas, extinguiendo una prolongada e injusta condena por oponerse a una dictadura incorregible.

Las Fundación Príncipe de Asturias promueve el otorgamiento del Premio a la Concordia, sobre bases establecidas. Consideramos que el Dr. Oscar Elías Biscet puede y debe ser merecedor de este premio; su postulación está en proceso. Ustedes o las organizaciones e instituciones de las cuales son parte pueden y deben participar de este proceso de postulación que cierra el próximo 28 de julio del presente año.

Los que saben amar han sido convocados. El hombre que padece y ha sido sometido a toda suerte de vejaciones e inhumanas condiciones de encarcelamiento merece nuestro apoyo y reconocimiento. Todos somos responsables de exigir el respeto integro del Derecho, y de mostrar una solidaridad efectiva con cada uno de los hombres y mujeres en Cuba que luchan por hacer valer sus derechos y el de los demás.

Hay en Cuba en estos momentos 347 presos políticos, el Dr. Biscet es uno de ellos; su vida está en peligro. Su dedicación al bien de otros, su postura por la justicia social y resuelta lucha en defensa de la libertad lo hace merecedor de este Premio.

Convocamos, a todos los cubanos dentro y fuera de la Isla a que se sumen a esta iniciativa, superando esas estériles competencias de mando y mostrando el respeto que merece este luchador en estas sus horas de infortunio.

Pedimos, una efectiva acción de todas y cada una de las organizaciones del Exilio cubano, que en tantas ocasiones se han hecho merecedoras de la admiración de propios y extraños; para que hagan suya esta iniciativa , la promuevan, exhorten y sean parte del conjunto de organizaciones que antes del 28 del mes en curso harán la presentación de la candidatura.

Exhortamos a todos los cubanos a que hagan valer sus participaciones y liderazgo en tantas organizaciones e instituciones a fin de promover la postulación del Dr. Oscar Elías Biscet, atendiendo a la información de que se dispone y que aparece en este documento de exhortación. Nos parece desalentador y preocupante que a pesar de la difusión de la información, hasta el momento ninguna organización o institución médica, científica o académica relacionada con el campo de la Medicina, la Salud o la Educación Médica, se hayan sumado a tan noble empeño. Sobre todo aquellas establecidas en el Sur de la Florida.

¿Cómo es posible que tantos y tantos cubanos o cubanos- americanos, en los Estados Unidos o en otras latitudes dirigen, se desempeñan o son parte de organizaciones e instituciones médicas o académicas; no han apoyado hasta el momento ésta iniciativa?

Reclamamos a los profesionales de la Salud, un mínimo de necesaria Solidaridad. Deben estos de reconocer que si bien disfrutan de las ventajas académicas, profesionales y del bienestar general de esta sociedad así como del privilegio de vivir en Libertad; hay otros profesionales como el Dr. Biscet, en nuestra querida Patria, que sólo conocen la triste realidad de ver pasar los días encerrados en una mazmorra. **Es de gente menor el andar regateando la solidaridad efectiva.**

Pedimos a todas las organizaciones del Exilio que hacen valer sus opiniones de forma frecuente sobre el irrespeto al Derecho en nuestra Patria, a que superen el silencio que han mostrado para con esta iniciativa y muestren que sí son parte del deseo de promover esta candidatura. Tratemos de superar en el Exilio el nefasto protagonismo y los *dime y diretes* que tanto daño hacen a una causa, de la cual todos somos parte.

Exhortamos a los individuos, organizaciones e instituciones médicas del Exilio a que superen el recelo, la competencia de mandos, el protagonismo rastrero y sobre todo, esos prejuicios que corroen e incapacitan toda iniciativa lograda, para dar paso a la grandeza patente de la sinceridad, y el honrar sin desvaríos.

Pedimos también a las organizaciones civilistas y de Derechos Humanos en Cuba, la hermandad útil de los que luchan y se sumen a la iniciativa de promover y hacer efectiva la candidatura del Dr. Biscet; para lo cual pueden hacer los trámites en las facilidades consulares en La Habana.

Cubanos todos, ésta es una oportunidad como muchas de permitir que los elementos contendientes en el Exilio como en nuestra Patria distante, que aman la libertad y hacen suya la dedicación a ella, demuestren la conveniencia y la posibilidad de avenirse a la justicia y al honor y hacer válida la propuesta de postulación del Dr. Biscet para el Premio Príncipe de Asturias de la Concordia.

Nos debemos rehuir nuestros compromisos. El sacrificio de muchos, la muerte de otros y los caudales de llanto de los que hemos sido testigo todos los cubanos; ennoblecen ésta como muchas otras iniciativas que sacan a relucir las almas de los hombres libres.

Entrevista para el _Medical Post_ (Canadá) del Dr. Eloy A González *, conducida por la editora Carol Hilton.

Nota introductoria:

A principios del año en curso, envié a la editora del conocido periódico canadiense Medical Post, una entrevista cuyo cuestionario me remitieron hacia un mes; previa consultas entre la Sra. Carol Hilton y el Sr. Henri Campos que hizo las traducciones de la preguntas que me fueron consignadas.

Acepte la entrevista de este medio, considerando las dos entrevistas anteriores que me fueron solicitadas por las Revista Forbes (Susan Kitchens, USA) y The Guardian (Georgina Kenyon, UK), y que resultaron experiencias aleccionadoras en tanto que frustrantes.

En esta ocasión el intercambio con la editora (Sra. Hilton) y la persona que haría las traducciones (Mr. Campos) auguraba que sería tenida en cuenta y publicada la entrevista. Al menos ese era el interés de esta publicación.

Una nota inicial del Sr. Campos considerando que la traducción resultaba compleja me puso en sobre aviso. Ha pasado más de 6 meses y la entrevista no ha salido publicada, sin recibir notificación alguna. El 10 de julio del presente mes fue publicada en la edición digital de Medical Post, así como en la edición impresa, un artículo de la Sra. C. Hilton donde, tomando como referencia la entrevista que le fue enviada, elabora un artículo sobre el tema de los médicos cubanos detenidos, relacionándolo con el trabajo de Amnesty International Canada's Medical Network, con el titulo de:"The fight for physician freedom"; el artículo puede consultarse en la edición digital.

Considero y así hago, publicar la entrevista que, sobre todo, es un homenaje y reconocimiento a los médicos cubanos presos de conciencia que en la actualidad cumplen prolongadas e injustas condenas en Cuba.

Esta es la entrevista:

1. ¿Está usted actualmente practicando la Medicina en los Estados Unidos? ¿Esta Ud. afiliado a un Hospital o Universidad?

Respuesta: No estoy en la actualidad practicando la Medicina en los Estados Unidos, ni lo he hecho desde mi arribo como refugiado político. No estoy vinculado a institución hospitalaria o Universidad en los Estados Unidos de Norteamérica.

Como muchos exiliados cubanos he trabajado en labores variadas nada relacionadas con mi profesión. Escribo con tenaz dedicación y vivo este tiempo pugnaz que nos ha traído a un Exilio ya prolongado y desdichado.

2. ¿Practicó Usted la Medicina en Cuba? Si así fue, ¿Bajo qué condiciones?

Respuesta: Practiqué la Medicina en Cuba durante 25 años como Médico Especialista de Primer Grado en Oncología. Fui Profesor Instructor de Farmacología. Trabajé como Médico Especialista designado en Nicaragua C.A y desempeñé labores como Asesor en mi Especialidad en ese país. Trabajé con esmerada dedicación y nobles propósitos en funciones administrativas, asistenciales y docentes sin menoscabo de mis principios y asumiendo mis responsabilidades.

Ejercí la profesión como muchos médicos cubanos, viviendo en las penurias y siendo parte de un pueblo condenado a la opresión bajo una dictadura prolongada. Viví el penoso proceso de angustias y esperanzas, dentro un contexto ambivalente e impreciso en nuestra Patria. Me hallé dentro de una sociedad desecha regida por una lógica partidista que no admite cuestionamientos; una sociedad gobernada por una clase predatoria.

Consecuente con mis principios asumí participar en la oposición civilista de orientación pacifica y no violenta en mi Patria a fin de promover la observancia de los DDHH y expresar dentro de un marco de comprensión reciproca mis opiniones sobre la situación política , social y económica en que vivíamos y aun se vive en Cuba.

Todo lo cual me causo detenciones arbitrarias, intimidaciones, actos de repudio, agresiones físicas y verbales. Mi desarrollo y desempeño profesional me fue limitado. La hostilidad manifiesta el acoso laboral y político la premeditación en las limitaciones laborales y profesionales, tanto a mí como a mi esposa, también médico, fue práctica frecuente de las autoridades policiales y administrativas. Fui parte de un presente que se iba arrastrando más de veinte años de práctica profesional , minuto a minuto partían en fuga ante tantos espectros de venganza. Esto me causó la pérdida de la estabilidad y el cuidado de mi familia, tanto como mi profesión y mí desempeño académico. La abnegada dedicación y la conducta sin dobles me trajeron como resultado la pérdida de una profesión que fue eje conductual de toda una vida.

Sin derecho al trabajo, en constante amenazas de ser detenido y condenado; siendo hostigada mi familia, entre ellos mis hijos, decidí salir de Cuba en calidad de refugiado político.

3. ¿Cuándo dejó Ud. Cuba y por qué?

Respuesta: Salí de Cuba. El 21 de diciembre de 1999 junto a mi esposa,- tres meses antes lo habían hecho mis hijos-, hacia los Estados Unidos de Norteamérica. Llegando a este Exilio de precariedad y trabajoso andar de largos años, atrás dejaba más de una década de acosos, exclusión, amenazas y cruel vivir en un sociedad que no admite la más moderada oposición.

Salí porque fui desempleado por el régimen, obligado a vivir bajo constante intimidaciones de ser detenido y condenado. Llevado a los limites del desaliento y la penurias. Mis familiares también se vieron acosados y hostigados. Tal hostigamiento alcanzó a prohibirnos salir del país durante todo el último año que vivimos en Cuba. Mis amigos de la oposición, tiempo después, fueron detenidos y condenados injustamente en lo que se conoce como La Primavera Negra.

4. ¿Cómo se mantiene Ud. en contacto con sus colegas ahí? Por ejemplo; las puestas al día en su Blog.

235

Respuesta: Siempre los opositores en Cuba han buscado vías para dar a conocer en el exterior sus denuncias sobre transgresiones a los derechos humanos. Desde hace mucho tiempo se hace en Cuba periodismo independiente, bajo los riesgos de ser juzgados y condenados. En este momento 25 periodistas independientes cubanos cumplen largas condenas de cárcel por hacer los que usted hace libremente en Canadá: informar.

Sabiendo que hay un Blog que abordar los temas de Salud, Medicina y Educación Médica en Cuba, recibo informaciones de mis colegas a través de las agencias de noticias establecías en Cuba por los periodista independientes y que hacen una labor heroica y meritoria. La cárcel y la persecución no han aminorado la decisión de estos para hacer periodismo. Los encarcelados han encontrado relevo en jóvenes resueltos a hacer valer su derecho a la libertad de expresión.

Muchos médicos se comunican por vía E-mail, desde Cuba, o desde otros países. Algunos de ellos han abandonado las misiones médicas cubanas en el exterior y permanecen en otros países. Muchos médicos, ahora en el Exilio, cuentan sus experiencias viviendo en libertad.

La sociedad civil emergente en Cuba ,de la cual forman parte los médicos cubanos que son miembros de las organizaciones civilistas y de derechos humanos , siempre encontraran una forma de hacernos llegar sus testimonios desgarradores de la realidad que allí se vive. Nosotros los publicaremos en el Blog y lo haremos llegar al resto de los medios. En estos momentos se libra una batalla de información entre el régimen dictatorial y la nación opositora, comienza allá en el quehacer de cada uno de los periodistas independientes cubanos y demás miembros de la oposición; incluso de gente simple que ha encontrado una forma de expresarse. Aquí en el Exilio un buen número de sitios en la Red, que van desde páginas Web establecidas desde hace algunos años hasta un número nada despreciable de Blogs. Siempre hay un espacio para lo que se escriben desde la Isla.

5. ¿Qué le ha hecho comenzar su Blog? ¿Qué desea lograr con él?

Respuesta: Hace dos años me pidieron escribir sobre temas de Salud y DDHH en Cuba para un diario digital cubano que resultó muy exitoso. Escribí una docena de artículos que resultaron de mucho interés. Cuando esa Web se retiró de la Red consideré que lo mejor era hacer un Blog sobre estos temas y a partir de éste re-enviar la información a otros medios sobre temas cubanos en Internet.

Por esa fecha recibí una serie de documentos de denuncias que había escrito desde Cuba en los 90's. Habían permanecido en un armario en Miami, hasta que me lo enviaron a mi dirección postal. Estos escritos, en su momento, fueron un clamor cuyo eco fue el silencio y la torpeza. Fui así que me hice el firme propósito de que cada línea que escribiera un médico cubano en la Isla no se perdería. No podemos permanecer callados cuando en Cuba se levantan voces en agonía, sería un acto de deslealtad. Si logramos que sus voces sean escuchados ya hemos logrado algo, la solidaridad debe de ser firme.

Deseo que este Blog sea voz de los que no tienen voz en Cuba, que sea un permanente medio de respaldo para los médicos detenidos en Cuba. Que sea un medio de intercambio entre los profesionales de la salud cubanos que se encuentran dentro y fuera de la Isla, con respeto a las opiniones más variadas.

6. ¿Qué hace a los doctores un blanco de la persecución en Cuba? ¿Es acaso para hacer un

ejemplo de los líderes de la comunidad? ¿Ha sufrido Ud. de esto?

Respuesta: La Revolución Cubana se apropió del prestigio de la clase médica cubana, de excelente formación y que había creado una estructura asistencial amplia, funcional y con un consistente entramado científico –académico. Los indicadores de Salud de la época anterior al 1959, muestran a nuestro país en lugares preeminentes.

Cuba también es una sociedad que desde su fundación como nación se asocia con dos personajes que reflejan el poder: los Generales y los Doctores. De aquí que una conocida novela de la primera mitad del siglo pasado lleva esté título: Generales y Doctores.

El médico en cualquier circunstancias tienes los elementos que lo pueden convertir en un líder, pero no es esto lo que le preocupa a la dictadura Castro-comunista. Lo que le preocupa a ésta es que, una buena parte de los médicos cubanos se incorporen a las múltiples organizaciones civilistas que hoy forman el complejo tejido de la oposición en Cuba. Ente estas organizaciones, el Colegio Médico, es con mucho la más importante en el aspecto profesional.

Y es que la Salud es la "joya de la corona" de la dictadura en Cuba. Fracasado el intento de crear el hombre nuevo, la educación paso a un segundo plano. Después de casi 50 años lo único que queda por mostrar es un Sistema de Salud que no puede tener ni una sola fisura. Cuando los médicos que son parte de este sistema lo cuestionan, se hacen objeto de la persecución política que alcanza a toda la sociedad. A pesar de minimizar la imagen del médico y de reducirla a un proveedor de salud, que es lo que ha hecho el régimen, el médico a pesar del tiempo transcurrido, sigue siendo un profesional admirado y querido por el resto de la población. El régimen no quiere verlos en la oposición.

7. ¿Creé Ud. que hay algo en particular que provoca que doctores, como el Dr. Biscet, estén dispuestos a hablar en voz alta acerca de la Libertad de Expresión y de los Derechos Humanos?

Respuesta: El Dr. Oscar Elías Biscet es un líder por excelencia, y la Dictadura lo sabe. Como muchos cubanos a lo largo de estos años han vivido y sufrido bajo una dictadura totalitaria que conculca los derechos de los cubanos. Con una indiscutible formación cristiana juzgó que era el momento de luchar por los derechos de sus compatriotas. Es así que establece en el 1997 la Fundación Lawton de Derecho Humanos como grupo pacífico- humanitario basado en la Declaración Universal por los Derechos Humanos. La Fundación Lawton de Derechos Humanos promueve el estudio, la defensa, y la denuncia de violaciones de derechos humanos dentro de Cuba y dondequiera que se violen los derechos y libertades de seres humanos. El principal objetivo de su organización es el establecimiento de un Estado de derecho en Cuba. El sostén de su plataforma en defensa de todos los derechos humanos se basa en el primer derecho: el derecho a la vida, sin el cual otras libertades quedarían invalidadas.

El Dr. Biscet y sus colaboradores condujeron con habilidad y profesionalismo un estudio investigativo entre los años 1997-1998 acerca del empleo del Rivanol como método abortivo titulado: "Rivanol; Un método para destruir la vida"; estudio que se le hizo llegar a las autoridades sanitarias cubanas, así como a la Convención de los Derechos Humanos del Niño en Ginebra, Suiza.

El 25 de febrero del 2000, el Dr. Oscar Elías Biscet fue sometido a juicio y condenado a 3 años de injusta prisión. Cumplida esta condena y cuando apenas habían pasado unos 40 días en el hogar a lado de su hijo y su abnegada su esposa; fue detenido en ocasión de la ola de arrestos que se produjeron en marzo de 2003 y condenado esta vez a 25 años de privación de libertad.

El régimen se ha ensañado particularmente con este indiscutible líder y su situación en las cárceles de la dictadura es extremadamente grave considerando los actos de tortura física y psicológica de que ha sido y es objeto.

8. ¿Cómo nació la Asociación Independiente de Medicina Cubana (Colegio Médico Independiente de Cuba)? ¿Cuál es su objetivo?

Respuesta: El Colegio Médico Independiente de Cuba surge a principios de la década de los 90's como un clamor para asociarse libremente, y dar a conocer un proyecto de sindicalización profesional dentro de la emergente sociedad civil, que pugnaba por un espacio en el escenario de dislocación del modelo social cubano y la decadencia de valores que produjo la debacle del campo socialista. Esta organización, entre otras, surgió en un momento de definiciones y rupturas.

En su fundación el Colegio Médico Independiente consideró su objetivo principal: "Que el trabajo médico en Cuba se desarrolle sin vinculaciones, regulaciones ni interferencias de índole política". Tiene entre sus objetivos el promover la ética y superación profesional sin vínculos políticos algunos de los médicos y recuperar el respeto a la profesión médica.

Las Bases y Estatutos de esta organización fue un documento que tomó forma cuando terminamos el periodo de consultas y redacción final en los primeros meses del 1997. Me tocó elaborar este documento de principio a fin. Lamentablemente, la desidia y el colaboracionismo rampante de algunos, no permitieron dar a conocer este documento, como se merecían las decenas de médicos que formaban la membrecía de esta organización.

A pesar de las detenciones, la traición y el abandono de los principios de muchos; esta organización está presente en la mayoría de las provincias de la Isla en Colegios Médicos provinciales independientes. Está también en el anhelo de muchos profesionales de la salud de vivir y trabajar en libertad.

9. Parece que un número de detenidos, de los cuales he leído, tienen vínculos con este grupo. ¿Es este grupo un blanco para el gobierno?

Respuesta: Era un blanco predilecto, tanto que el régimen logró mediante traiciones y engaños colocar a un agente como presidente de este Colegio Médico Independiente. Aun así muchos trabajaban de buena fe en los objetivos de esta organización y crearon una organización ajena a las sucias maquinaciones de la policía política y del presidente –agente puesto en esa posición para destruir esta organización.

Tres de los 6 médicos detenidos en la Primavera Negra, son miembros del Colegio Médico Independiente de Cuba. El Dr. Marcelo Cano condenado a 18 años , el Dr. José L García Paneque condenado a 23 años y el Dr. Luís Milán condenado a 13 años de cárcel. Completan la lista el Dr. Oscar E Biscet, de la Fundación Lawton condenado a 25 años, el Dr. Alfredo Pulido de Movimiento Cristiano Liberación, condenado a 14 años y el Dr. Ricardo Silva Gual también miembro del Movimiento Cristiano Liberación y condenado a 10 años de cárcel.

10. Un Doctor mencionado en su sitio, Dr. Marcelo Rodríguez, fue perseguido en parte por mantener lazos con el grupo humanitario "Doctores sin Fronteras. ¿Por qué es ese vínculo considerado como un crimen?

Respuesta: El Dr. Marcelo Cano, como todos los demás detenidos y juzgados en el grupo de los 75, fue objeto de un juicio amañado que violó todas las garantías procesales. Allí se argumentó según testimonio "del otro" presidente de la organización que operaba como agente de la policía política quien declaró que "el Dr. Cano solicitaba apoyo de medicamentos, ropas y libros de contenido político difamatorio"; agregaron que el Colegio Médico tenía como propósito "desestabilizar el Ministerio de Salud Pública y socavar el sistema social existente en Cuba".

Lo cierto es que fue juzgado y condenado por establecer una organizaron en el más estricto respeto por el derecho a la libre asociación. Los comunistas no admiten la libertad de asociación ni de reunión pacifica. Las asociaciones médicas canadienses deben de saber y comprender cuán difícil les seria funcionar en un régimen que pisotea el derecho.

11. Su Blog deja saber al mundo lo que está pasando en Cuba. ¿Qué pueden hacer sus colegas doctores en Canadá o algún otro lugar del mundo hacer para mejoras la situación?

Respuesta: A mis colegas médicos en el Canadá y en otros lugares del mundo les pido que muestren una noble acción de Solidaridad y que honren a estos médicos cubanos que hoy extinguen prolongadas e injustas condenas por oponerse a una dictadura incorregible.

Ustedes que con su trabajo engrandecen el respeto por el derecho a la vida, les pedimos que muestren un mínimo de respaldo efectivo con cada uno de esos colegas cubanos que han luchado y luchan, por hacer valer sus derechos y el de los demás. Para ellos pedimos el reconocimiento y el respeto en estas sus horas de infortunio.

Ustedes que disfrutan de las ventajas académicas, profesionales y del bienestar general de las sociedades donde viven y trabajan en libertad les hago un llamado de atención para que consideren la situación de estos seis médicos cubanos que sólo conocen la triste realidad de ver pasar los días encerrados en un mazmorra.

12. ¿Hay algo que a Usted le gustaría añadir?

Respuesta: Hemos sido parte sin proponérnoslos de una sociedad envilecida, donde el odio es política de Estado. La Revolución en Cuba es una obra de maldad de principio a fin, lo abominable es su signo distintivo. No hay margen para la piedad, esta resulta una afrenta para mentes torcidas por una ideología perversa e infausta. Somos un pueblo que sólo conoce los caminos de iniquidad por donde transitamos con los corazones entenebrecidos, envenenados por las palabras y discursos interminables de engañadores contumaces empeñados en mantener el poder a toda costa.

Dios tenga misericordia de nuestro pueblo donde los gobernantes, y muchos de los gobernados, abundan en obras de maldad y son diestros en iniquidades. País que se hace infeliz y donde la misericordia es vergonzosa y los corazones se han endurecido al límite de no poder discernir cuales son los caminos conducentes a la Paz, y la Concordia Nacional.

Quiero expresar mi agradecimiento a la Editora del Medical Post por la oportunidad de dar a conocer la realidad de los médicos cubanos hoy detenidos y condenados en Cuba.

El derecho de los presos cubanos a recibir un trato humano y atención médica apropiada.

Un funcionario de la ciudad de Mechala en Ecuador expresó su satisfacción cuando un grupo de médicos cubanos ofrecieron asistencia médica, mediante chequeo oftalmológico, a cuatrocientos cincuenta reos de una cárcel local.

Mechala es una ciudad del sur oeste del Ecuador y es la capital del estado El Oro; la ciudad cuenta con unos 216,901 habitantes. Desde el año pasado la municipalidad aplica un programa de atención médica gratuita mediante un convenio existente con el gobierno de Cuba. De este programa se benefician los reos ecuatorianos tanto hombres como mujeres.

La fuente señala que: *"los médicos y el personal de apoyo se acomodaron para recibir uno a uno para el chequeo médico; entre ellos José Loayza Aguirre, con 6 meses de prisión. Luego de hacerse revisar sus ojos, le recomendaron usar lentes porque según él sus párpados se le hinchan y a veces ve oscuro; estoy agradecido por el servicio"*, dijo. A Segundo Manuel Morales Valverde, le detectaron *Terigio* y muy pronto será nuevamente llamado para la intervención quirúrgica del caso;

manifestó "*estar contento de este apoyo de los médicos cubanos...,*"

"*La presencia de estas personas rompe el esquema del estigma que tiene la sociedad contra la cárcel. Esta jornada es fantástica, única que jamás se ha dado; cómo no voy a estar agradecido de todas las personas que hoy trabajaron aquí, Gracias*"; estas fueron las palabras de un funcionario local al concluir la jornada de atención médica a los presos ecuatorianos.

Consideramos muy acertado que en Ecuador los funcionarios públicos de una municipalidad tengan en cuenta el cuidado médico que debe brindarse a los presos; esto forma parte del trato humanitario que estos deben de recibir independiente de su condición. El hecho de que sean médicos especialistas cubanos que han viajado hasta el Ecuador para ofrecer sus servicios de atención a los reos ecuatorianos, es un gesto loable; al margen de la manipulación política que pueda existir.

En todo país que se precia de respetar los Derechos Humanos, los reclusos deben recibir atención médica apropiada a fin de cuidar de su salud mientras se encuentran extinguiendo sus condenas.

Pero los presos cubanos no son tan providenciales como los reos ecuatorianos. Una política sistemática de privación de derechos, torturas, negación de atención médica y horror consumado, es lo que se practica en las cárceles cubanas. A continuación podemos considerar algunos ejemplos de reportes enviados desde la Isla por periodista independientes:

El preso Guillermo Alberto Alea Acosta falleció en la cárcel Kilo Cinco y Medio, en la provincia de Pinar del Río, por mala atención médica. Alea Acosta, de 34 años, padecía de trastornos cardiacos, por lo que fue trasladado para el Hospital *"Abel Santamaría"* en la ciudad de Pinar del Río. No obstante, sin que se conozca por qué razones, al prisionero no lo ingresaron y lo enviaron de regreso al penal, donde falleció apenas 24 horas después.

En la Cárcel el Guayabo de la Isla de la Juventud al preso Rafael Romero se le niega el tratamiento médico adecuado para sus problemas cardíacos, estando internado durante 5 días muy grave sus familiares no fueron avisados. Los médicos se han negado a darle tratamiento para realizarse, en su momento, una intervención quirúrgica a corazón abierto, según requiere.

El preso político, Adalberto Ramos Monteagudo con un cáncer de vejiga que le fue diagnosticado en febrero del 2007 se mantiene recluido injustamente y su situación médica se agrava día a día, persisten los sangramientos y los dolores. No recibe la atención médica apropiada y la alimentación adecuada para su padecimiento, su situación es precaria.

En la Prisión "Cuba Si" de Holguín, el reo Raúl Hernández Guerra muestra una parálisis en la mitad del cuerpo, padece de epilepsia y se vio obligado a *"picarse"* las venas, como auto agresión, para ser atendido. Esto ocurrió porque el reo le comunicó al "reeducador" que se sentía mal y este le negó la asistencia médica sin importarle que el reo estuviera con convulsiones. Cuando el reo se corta, no fue hasta pasada media hora sangrando y en riesgo de perder la vida, que el guardia llavero lo llevó al puesto médico.

En esa misma cárcel en Holguín, el prisionero político Osmany Espada Rodríguez ha denunciando que las autoridades del penal continúan negándole la asistencia médica. Según el preso: *"desde hace varios meses tiene un dolor en la mandíbula, a causa de una parálisis facial que sufrió dentro de la propia penitenciaria, pero cada vez que pide ser consultado por un médico* especialista *los gendarmes hacen caso omiso*". Debido a la dolencia, el ojo derecho le lagrimea constantemente, y además, casi no puede ingerir alimentos por los fuertes dolores maxilares. Cuando este reo ha sido atendido por la doctora esta le dice que "*ella no puede hacer nada sin que los jefes lo ordenen*". "*Estos guardias tratan mediante el castigo silenciar nuestras voces y que no denunciemos las violaciones que dentro de las prisiones se cometen, pero eso nunca lo lograrán, porque mientras sigamos vivo, seguiremos denunciando*", concluyó en reo.

El prisionero político cubano, Arturo Suárez Ramos, confinado en la prisión de máxima severidad Combinado del Este, en Ciudad de La Habana, no recibe tratamiento médico especializado para la Esclerosis del Cuello Vesical y Enfisema Pulmonar que le fueron diagnosticadas recientemente, ni para una lesión cancerígena que también tiene. Según una información proporcionada desde La Habana.

En la Prisión de Ariza el reo Leonardo Delgado Díaz murió el pasado 2 de marzo, Delgado Díaz había sido llevado al hospital provincial de Cienfuegos "Dr. Gustavo Aldereguía Lima", el día anterior a su deceso, debido una *polipnea*, pero no lo ingresaron. Agregó la fuente que los ingresados en la enfermería del penal le expresaron a varios oficiales carcelarios que si no internaban a Leonardo en un hospital moriría, por las pocas condiciones médicas existentes en la cárcel, pero los uniformados respondieron que no se veía tan grave.

En la cárcel de mujeres de la provincia de Matanzas sufre prisión la joven Deysi Mercedes Talavera activista del Partido Democrático 30 de Noviembre *"Frank País"* quien se encuentra aislada en una celda sin que le permitan tomar el sol ni recibir asistencia médica.

El Dr. Alfredo M Pulido López, preso de conciencia a cubano se le diagnosticó un contagio de Tuberculosis y se encuentra en muy mal estado de salud. Al régimen se le ha exigido respeto por la salud del disidente, responsabilizándolos por lo que pudiera suceder. Resulta sospechoso que el periodista Independiente y prisionero de conciencia Normando Hernández González contrajo de manera dudosa la Tuberculosis en la prisión pinareña de Kilo 5 ½, encontrándose en la actualidad en la misma prisión que el Dr. Pulido López.

El prisionero de conciencia Dr. Luis Milán Fernández, condenado a 13 años de cárcel lo confinaron de forma arbitrariamente y sin padecer de ninguna enfermedad mental, en una sala psiquiátrica de la Prisión de Boniato localizada en Santiago de Cuba. El Dr. Milán está obligado a compartir una celda con pacientes psiquiátricos de todos tipos (obsesivos, esquizofrénicos, con neurosis depresivas que intentan suicidarse, etc.). Está expuesto continuamente a dos ó tres enfermos mentales que duermen en la misma celda junto con él y que lo han estado molestando. Aquí un ejemplo del empleo de la atención médica como método de tortura.

También el preso de conciencia a José Ramón Gabriel Castillo, quien cumple una larga condena desde su encarcelamiento en marzo del 2003. Le son aplicados métodos, inhumanos incompatibles con las severas patologías que padece el reo como son: hipertensión arterial crónica, problemas gastroduodenales, el colon afectado, angustia o desánimo severo, entre otras afecciones que se agravan por falta de atención médica especializada.

Estos son algunos ejemplos dentro de muchos que constituyen un patrón de tratos crueles, inhumanos y degradantes aplicados sistemáticamente en las cárceles cubanas contra los reos. La impiedad es más marcada para con los presos políticos, pero es igual de atroz para todos.

Las autoridades cubanas están obligadas a proveer de atención médica y crear un sistema de salud adecuado a las personas encarceladas ó detenidas. El actual sistema de salud penitenciario está encaminado, no a garantizar la salud de los reos sino a acabar con ellos. Como parte de la política carcelaria de *"enterrarlos en vida"*, la posibilidad de que los reos en Cuba reciban atención médica adecuada, está excluida.

Los presos en Cuba también tienen derecho a recibir un trato humano y atención médica apropiada. Las reglas que rigen el trato de los reclusos(as) están establecidas en varias Declaraciones y Recomendaciones adoptadas por organismos de las Naciones Unidas y refrendadas en documentos que se citan a continuación:

• Declaración Universal de Derechos Humanos (Artículos 4, 9 10 y 11). Adoptada por la Asamblea General de las Naciones Unidas el 16 de diciembre de 1948. Fuentes: A, B, D, E.

• Reglas Mínimas para el Tratamiento de los Reclusos (Reglas 22-26). Aprobadas por el Consejo Económico y Social de las Naciones Unidas el 31 de julio de 1957. Fuentes: B, C, D, E.

• Pacto Internacional de Derechos Económicos, Sociales y Culturales (Artículo 12). Aprobado por la Asamblea General de las Naciones Unidas el 16 de diciembre de 1966. Entrada en vigencia: 3 de enero de 1976. Fuentes: A, B, D, E.

• Pacto Internacional de Derechos Civiles y Políticos (Artículos 6, 7 y 10). Adoptado por la Asamblea General de las Naciones Unidas el 16 de diciembre de 1966. Entrada en vigencia: 23 de marzo de 1976. Fuentes: A, B, D, E.

• Principios de Ética Médica aplicables a la Protección de Personas Presas o Detenidas contra la Tortura (Principio 1). Adoptados por la Asamblea General de las Naciones Unidas el 18 de diciembre de 1982. Fuentes: B, C, E.

•Conjunto de Principios para la Protección de Todas las Personas Sometidas a Cualquier Forma de Detención o Prisión (Principio 24). Adoptados por la Asamblea General de las Naciones Unidas el 9 de diciembre de 1988. Fuentes: B, C, E.

• Principios Básicos para el Tratamiento del Recluso (Artículo 9). Adoptados por la Asamblea General de las Naciones Unidas el 14 de diciembre de 1990. Fuentes: B, D, E.

Si consideramos que el Canciller de la ignominia y amanuense inverecundo del régimen, corrió a la sede de la ONU a firmar los Pactos Internacionales aprobados desde el 1966, debemos de exigir que la Dictadura Castro-comunista honre,- si es que tiene algún ápice de Honra-, estos Pactos y garantice la atención médica adecuada a los reos cubanos.

Tal vez a partir de ahora, si es que se honran los Pactos recién firmados por el representante de la Dictadura, los reos cubanos tengan la atención médica adecuada. Siendo así, esperemos que el trato que reciban sea muy similar al que reciben los reos ecuatorianos, aparentemente más afortunados por cierto, que sean atendidos por los médicos cubanos en la distante Mechala, allá en Ecuador.

Unas palabra finales......,

Es grato saber que este esfuerzo que hago (el de escribir), como otros en completa soledad y caminando por los nada agradables senderos del desamparado y la pobreza, encuentren adecuadas referencias. Dios quiera que la enfermedad que hoy visita el alma no me alcance como para no poder contar con el regreso.

Que el Exilio sea: agonía, muerte lenta y en ocasiones queja y desamparado; no quiere decir que estemos a merced de la desesperanza y el abandono del fin supremo que es lograr para la Patria la libertad que ha sido quebrantada. Pero no nos merecemos en esta hora de infortunio, que aquellos que nos son próximos en este destierro, muestren el agresivo puño y se precien de atacar sin el menor asomo de decoro. No estamos para desgastarnos en pleitos de cantina, cuando la Patria se desgarra y sucumbe día a día.

Uno de los derechos humanos, toma el camino del Exilio, cuando se aproxima el quebranto del hogar y los sucesos sobresaltan y socavan las más caras esperanzas de sus familiares más queridos.

Entonces es que alcanza el lento caminar por las calles desiertas de este Exilio pavoroso, y comprueba que ya no hay un mirar a los lados mientras se camina sin enemigos y ahora se duele de tanto pasado, para sufrir este dolor en el presente. ¿Qué cómo es este dolor?, es un dolor sin sombras, casi de muerte.

Nos negamos a morir, pero si así fuera; otros llevaran nuestro despojos a la Patria agradecida. Habrá un regreso jubiloso con días de regocijo para todos y las sonrisas de los niños serán confundidas con el clamor tardío de los mártires.

Si es cierto que como una sombra es el hombre; bueno es que Dios nos haga saber cuál es la medida de nuestro tiempo, para así al menos pensar si algún día habrá retorno. Siempre queda la alternativa inexpresable de hacer derramar el alma dentro de uno mismo.

Se trata de párrafos de algunos artículos que he publicado y que no son parte de este libro.

El autor.

Una nota sobre el Autor de libro.

Dr. Eloy A. González. (Buenavista, Villa Clara, Cuba. (1949.-).

Médico Especialista de I Grado en Oncología, graduado de la Universidad de la Habana y del Instituto Nacional de Oncología respectivamente. Profesor Instructor de Farmacología de la Universidad de la Habana.

Durante 25 años trabajó en el Sistema Nacional de Salud Cubano, en actividades asistenciales, docentes y administrativas. Médico Especialista designado en la República de Nicaragua (1987) donde también cumplió actividades administrativas y de consultoría en materia de Salud.

Desde el 1991 se vincula al movimiento civilista y de Derechos Humanos en Cuba. Fue Asesor Nacional del Colegio Médico Independiente de Cuba, entre otras funciones, hasta salir al Exilio en calidad de refugiado político. Se radica en Fort Worth Texas, desde hace varios años.

Columnista del Diario Digital Independiente cubano, *NotiCubaInternacional* .En la actualidad contribuye con artículos de opinión sobre Cuba en distintos sitios Web con temas de Salud y DDHH entre otros. Es columnista habitual del Periódico Panorama de Fort Worth, Texas, y sus artículos abarcan temas variados.

En los últimos tiempos ha trabajado para la Secretaría de Salud del Estado de Tamaulipas en México y como Consultor para Gerson Lehrman Group.